현직 한의사와 **당뇨식품 전문가**가 들려주는 **당뇨병 극복하기**

당뇨병,
당뇨약으로
낫지 않는다!

현직 한의사와 당뇨식품 전문가가 들려주는 **당뇨병 극복하기**

당뇨병,
당뇨약으로
낫지 않는다!

안상원·배용석 지음

이담
Books

▎인사말

임상에서 당뇨병 환자를 진료한 지 24년인 한의사와 당뇨병 연구를 20년 동안 진행해온 연구소장이 왜 의학은 발전하고, 당뇨약은 눈부시게 발전하고 있지만 그럼에도 당뇨병 환자가 폭발적으로 증가하고 있으며 여전히 많은 환자들이 당뇨합병증으로 고생하고 있고 저혈당 쇼크로 사망하고 있는지에 대한 의문점으로 이 책을 시작해봅니다.

전 세계에 당뇨병 환자가 4억 명 시대, 국내에서도 성인 11명 중 1명이 당뇨로 고통받고 있습니다. 또한 전 세계적으로 지난 2014년 현재 당뇨병에 걸린 사람 수가 지난 1980년 이후 거의 4배나 증가한 4억 2천200여만 명에 달한다고 세계보건기구(WHO)가 밝혔습니다.

WHO가 발표한 「세계 당뇨병에 관한 보고서」를 보면 당뇨병 환자가 급격하게 증가하게 된 원인은 표준을 넘어서는 체중과 비만 등이 주요 원인이며 높은 혈당수치로 심혈관계 질병의 위험을 높이는 당뇨로 지난 2012년 370만 명이 숨졌고, 사망자의 43%가 70세 미만인 것으로 조사됐다고 이 보고서는 설명하고 있습니다.

의료 선진국인 미국에서도 매일 4,000여 명이 당뇨병을 진단받고 있으며, 200명이 당뇨로 사망하고 있으며 전체 질병 사망 원인 중 7위라는 통계가 있습니다. 또한 매년 4,000명의 아동들이 2형 당뇨병으로 진단받고 있으며 젊은 층의 당뇨병 환자도 기하급수적으로 증가하고 있습니다.

한국에서도 대한당뇨병학회 통계자료에 따르면 2013년 기준으로 30세 이상 성인의 당뇨 유병률이 8%를 넘어섰으며 이는 7년 만에 무려 64%나 증가한 수치이며 당뇨병 환자의 숫자는 1970년대에 비하여 30배 이상 증가하였습니다.

당뇨병 환자 숫자의 폭발적인 증가는 정기적인 건강검진과 정상 혈당수치의 하향화 그리고 당뇨약의 조기 처방 및 비만 인구의 증가와 식생활 문제 때문입니다.

- 당신이 정기 건강검진에서 당뇨병 진단을 받고 당뇨약을 복용하기 시작하면 당뇨병은 치료가 될까요?
- 아니면 한번 복용을 시작한 당뇨약을 평생 복용해야 하는 건 아닐까요?
- 당뇨약만 평생 복용하면 당뇨로 인한 문제가 발생하지 않는 것일까요?
- 당뇨약만 열심히 복용하면 당뇨합병증은 발생하지 않을까요?
- 당뇨약과 인슐린 주사는 저혈당 쇼크사망과 관련이 없는 것일까요?

당뇨병 환자가 기하급수적으로 늘어나고 있고 당뇨합병증으로 고생하는 환자도 늘어나는 현대사회에서 어쩌면 이러한 질문은 당연한 의문점이 아닐까요? 당뇨병으로 진단을 받고 열심히 당뇨약을 복용하는 많은 당뇨병 환자들은 대부분 약물 복용이 당뇨를 개선시키고 치료할 수 있다고 생각하며 식이요법과 체중조절에 소홀히 하는 경향이 많으며 현대의학을 믿고 10년, 20년 당뇨약을 열심히 복용하다가 당뇨합병증이 발병하면 어쩔 수 없이 받아들이면서 또 다른 질병과 사투를 벌이게 됩니다.

마치 암 4기 진단을 받고 항암요법과 방사선요법을 열심히 받다가 사망에 이르는 많은 환자들도 그들과 그들의 가족은 최선을 다했다라고 자위하는 것과 비슷하지 않을까요?

당뇨병의 원인 연구에 있어서 최근의 대세는 인슐린 자체의 문제가 아닌 인슐린을 만들어내는 췌장의 췌도 조직의 염증에 포커스를 맞추고 있습니다. 즉 외부적인 요인보다는 내부적으로 여러 가지 원인에 의해 면역력이 저하되고 그로 인하여 각종 조직이나 기관에 염증이 발생하며 만성 염증으로 발전하게 되면 질병과 질환이 발생한다는 견해입니다.

만성 비염, 만성 중이염, 만성 질염, 만성 전립선염 등 외부에서 침입하는 세균이나 바이러스가 아닌 내부적인 면역력 저하와 이로 인한 만성 염증에 의해 발생하는 질환들은 매우 많습니다. 또한 대부분은 아직도 현대의학에서 치료나 완치가 어려운 질병들입니다.

우리는 당뇨병을 단순히 인슐린 부족과 인슐린 공급을 도와주는 당뇨약 복용, 인슐린 직접 주사 등 기존의 학설과 치료법에서 벗어나 당뇨병도 면역력 저하에 의한 췌장의 만성 염증이 원인이고 식이요법과 다양한 한의학적 치료를 통해 만성 염증상태가 개선되면 췌장의 기능이 회복되고 적어도 당뇨약 복용 기간을 줄이며, 당뇨합병증 유발 확률도 줄일 수 있다고 주장하는 것입니다.

좀 더 쉽게 표현하자면, 학생들이 학교 공부만으로 부족할 때 학원도 다니고 과외도 받아 성적을 올리듯이 당뇨병 극복에 있어서도 현대의학의 한계와 문제점을 정확히 파악한다면 다른 다양한 치료법과 노력을 통해 당뇨병을 개선시키고 극복할 수 있다는 것입니다.

이제 저희가 말하는 여러 가지 주장들을 읽어보시고 좀 더 식이요법에 관심을 가지게 된다면, 당뇨병 봉침 치료와 한의학적 치료법에 수긍이 간다면, 그리고 당뇨병은 당뇨약으로 낫지 않는다는 사실을 인식하게 된다면 오늘 저희의 노력은 헛되지 않을 것입니다.

매일경제TV <건강한의사> 진행자
건강과 음식 팟캐스트 <알더밥> 진행자
청담인 한의원 원장 한의학박사
안상원

스마트푸드 연구소 소장
배용석

목차

01 | 당뇨병이란?

당뇨(糖尿)란 글자 그대로의 의미는 소변으로 당분이 배출되는 현상입니다. 즉 혈액 내 포도당이 너무 많이 존재하여 소변으로도 포도당이 빠져나오는 증상입니다. 포도당은 우리 몸이 사용하는 에너지원으로 혈액 속의 포도당 농도를 "혈당"이라고 지칭합니다. 이 혈당은 췌장에서 생성되는 인슐린과 글루카곤에 의해 적정한 농도가 유지됩니다.

그러나 췌장의 인슐린 분비량이 부족하거나 생산을 하지 못하여 인슐린이 제 역할을 하지 못하면 포도당의 혈액 내 농도가 올라가 고혈당 상태가 되며 이런 고혈당 상태가 유지되면서 여러 가지 증상을 유발하게 되는 질병을 당뇨병이라 지칭합니다.

한의학적으로는 소갈(消渴)이라 하여 "소진되고, 사라진다 그리고 갈증이 난다"의 의미로 만성 소모성 질환으로 분류하였으며 오래전부터 한의학 서적에 소개되고 있습니다. 조선시대 태조 이성계, 세종대왕 등이 소갈병으로 치료를 받았다는 기록도 있습니다.

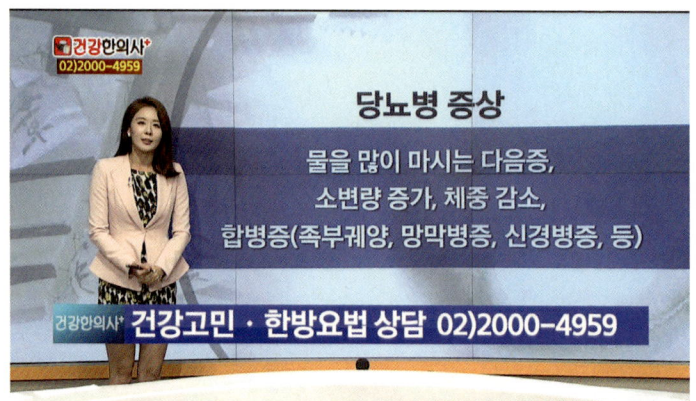

당뇨병이란? (출처: 매일경제TV 〈건강한의사〉)

* 당뇨병의 진단 기준은?

일반적으로 8시간 이상 칼로리 섭취를 하지 않은 공복상태에서,

- 혈당이 100mg/㎗ 미만이면 정상,

- 126mg/㎗ 이상이면 당뇨병으로 진단받습니다.

- 만약 100~125mg/㎗의 수치가 나온다면 당뇨 발병 전단계
  인 공복 혈당장애이므로 당뇨병으로 발전하지 않도록 미리
  미리 관리를 해야 합니다.

- 또한 당화혈색소가 6.5% 이상이거나 다뇨(多尿), 다음(多
  飮), 체중감소 증상이 나타나면서 식사와 상관없이 하루
  중 아무 때나 측정한 혈당 농도가 200mg/㎗ 이상일 때에도
  당뇨병으로 진단됩니다.

1) 포도당이란?

우리 몸은 생리적인 기능을 위해 에너지원으로 포도당이라 불리는 당을 필요로 합니다.

보통은 밥, 빵, 국수류, 감자 등과 같은 탄수화물 함유 음식으로부터 포도당을 얻으며 이렇게 얻어진 포도당은 혈액을 타고 신체 내로 운송되며, 그 농도는 너무 높지도 낮지도 않은 적정 수준이 유지되어야 합니다.

포도당이 일정 수준 이상으로 올라가면, 어느 정도 혈액 밖으로 나가 인체조직으로 들어가는데, 이는 인체가 제대로 작동하기 위해 세포가 필요로 하는 에너지를 공급하는 생리적인 현상입니다.

필요할 경우 나중에 사용하려고 어느 정도는 간에 저장하기도 합니다.

포도당 수치가 너무 낮게 떨어지면, 간에 저장되었던 포도당이 혈액으로 분비되어 포도당 수치를 올려줍니다.

2) 인슐린을 분비하는 췌장이란?

당뇨병은 췌장에 있는 인슐린을 분비하는 세포들이 염증에 의해 파괴되어 발생하는 질병으로 인슐린을 분비하는 세포들이 파괴되지 않도록 해주면 당뇨병을 치료할 수 있습니다.

즉 식이요법과 운동으로 예방이 가능하며 초기 당뇨병은 완치도 가능한 질병입니다.

정상적인 젊은 사람들의 경우 췌장 안에 췌도가 **100만 개** 정도 들어 있습니다.

췌도에는 인슐린을 분비하는 베타세포, 글루카곤을 분비하는 알파세포 등 다양한 세포들이 함께 모여 있습니다.

- 혈당이 올라가면 베타세포에서 인슐린을 분비하고
- 혈당이 내려가면 알파세포에서 글루카곤을 분비합니다.

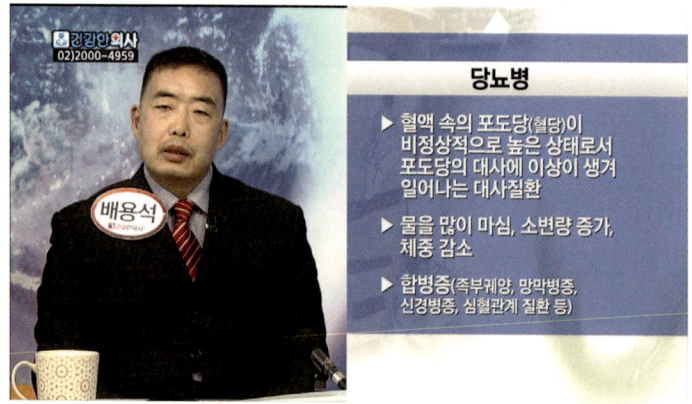

당뇨병 정의 (출처: 매일경제TV 〈건강한의사〉)

공복혈당장애 즉 당뇨전단계인 경우 췌장 안에 췌도가 **50만 개** 정도 있습니다. 정상적인 젊은 사람과 비교해 절반 정도 파괴된 것이죠.

당뇨로 판정이 되면 **30만 개** 미만으로 추정이 됩니다.

그럼 언제부터 췌도가 줄어들기 시작하느냐고요?

성인당뇨병의 경우 85%가 비만을 거쳐 당뇨병으로 진행됩니다.

비만이 되었을 때부터 췌도가 줄어들기 시작합니다. 운동과 식이요법을 통해 비만을 관리하면 당뇨병 예방이 가능하게 되는 것입니다.

02 | 인슐린과 글루카곤

우리 몸에서 혈당을 조절하는 두 가지 물질이 바로 인슐린과 글루카곤입니다.

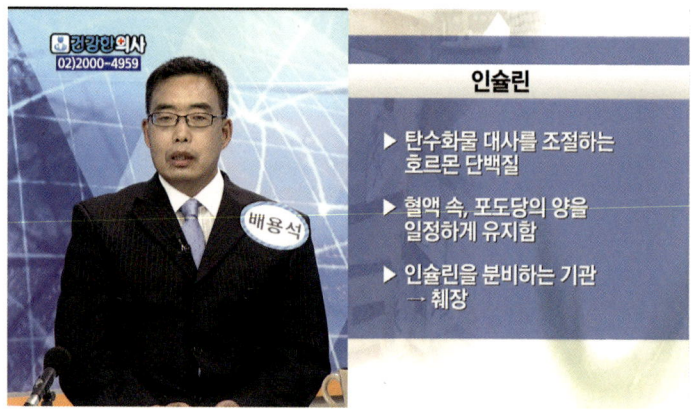

인슐린 정의와 역할 (출처: 매일경제TV 〈건강한의사〉)

1) 인슐린

췌장의 랑게르한스섬에 위치한 베타세포에서 생성되며 혈당을 낮추는 역할을 합니다.

인슐린은 포도당이 혈액에서 세포로 이동하여 에너지에 사용되도록 해줍니다.

이러한 과정을 포도당 대사라고 지칭하며 당뇨의 경우 췌장이 인슐린을 만들지 못하거나 인슐린이 제 역할을 하지 못하면 포도당이 혈액 내에 축적되어 높은 혈당수치로 이어지고 이는 당뇨와 관련된 문제를 발생시킵니다.

2) 글루카곤

췌장의 랑게르한스섬에 위치한 알파세포에서 생성되며 혈당을 높이는 역할을 합니다.

글루카곤(Glucagon)은 췌장의 알파세포에서 생산되는 펩타이드 호르몬입니다.

체내의 혈당의 양이 기준치 이하로 내려갈 경우 췌장에서 글루카곤을 분비, 간에서 글리코겐을 포도당으로 분해해 혈당량을 증가시키는 작용을 합니다.

인슐린과는 반대작용을 하고, 따라서 글루카곤과 인슐린은 피드백 관계에 있습니다.

심한 저혈당으로 의식이 없거나 혹은 다른 이유로 포도당을 섭취할 수 없는 환자의 경우 응급처치로 글루카곤을 주사합니다.

03 | 당뇨병의 원인

당뇨병을 일으키는 원인은 매우 다양합니다. 이 중 유전적 원인으로 부모님 모두 당뇨일 때 60%, 한 분이 당뇨일 때 30% 정도가 당뇨병이 발생하며, 바이러스, 비만, 스트레스, 불규칙한 식생활, 부적절한 식생활 그리고 호르몬 약 복용 등이 원인입니다.

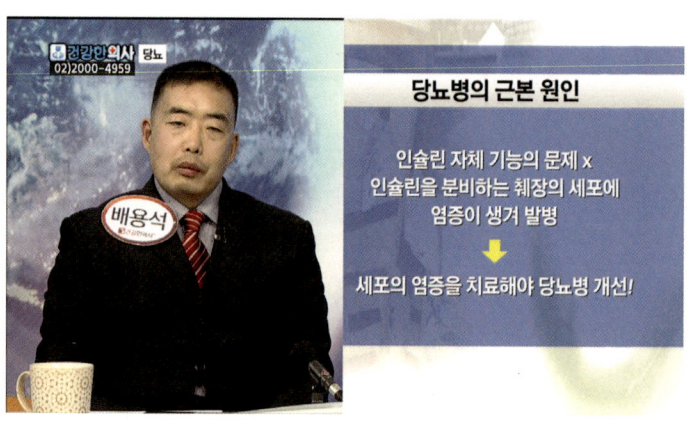

당뇨병 근본 원인은? (출처: 매일경제TV 〈건강한의사〉)

1) 만성 염증이 당뇨와 비만의 원인?

만성 염증은 비만의 원인이라기보다는 오히려 결과라고 판단됩니다.

체중 증가와 더불어 염증 수치가 증가하는 것은 비만과 만성 염증의 상관관계를 얘기해주는 단서입니다. 만성 염증과 비만의 상관관계는 매우 중요합니다. 왜냐하면 현재 전 세계적으로 비만이 확산되고 있으며, 그 어떤 건강보건 체계도 비만의 확산을 막는 데 효과가 없었기 때문입니다. 우리가 비만의 진짜 원인을 찾지 못한다면 앞으로도 비만은 계속 확산될 수밖에 없습니다. 누가 진짜 적인지 모르는 전투에서 어떻게 승리할 수 있겠습니까? 지방세포의 증가와 염증에서부터 비만과 염증의 관계에 주목하기 시작합니다. 염증이 비만 확산의 원인이라고 생각하는 데 결정적인 단서는 인슐린저항성과 제2형 당뇨병에서 만성 염증의 역할을 알아보는 연구입니다. 연구 결과, 비만과 당뇨병은 매우 밀접한 관련이 있으며 염증이 정상적인 당대사를 방해해 종종 제2형 당뇨병을 유발하는 것이 관찰되었으며 만성 염증, 제2형 당뇨병, 그리고 비만이 서로 연결되어 있음을 보여주는 연구는 몇 가지 더 있습니다.

과체중과 비만이 염증과 절대적인 관계에 있는지는 계속 연구 중이며, 아디포카인이라는 물질과 관련이 있는 것이 아닌가 하고 짐작하고 있습니다.

아디포카인은 지방세포에 의해 만들어지며 정상적인 대사를 조절하는데 과체중이 아닌 사람조차 만성 염증이 있으면 아디포카인이 증가를 하고 과체중 문제가 시작됩니다. 그러므로 비만은 염증을 증가시키는 원인일 뿐만 아니라 염증이 증가해서 나타나는 결과이기도 한 것입니다. 쉽게 말하면 비만과 염증은 서로 악순환을 하면서 증가합니다. 이런 이해를 바탕으로 염증을 줄이는 것에 초점을 맞춘 체중 감량 프로그램과 스마트푸드 다이어트를 고안해낼 수 있었습니다.

성인당뇨병의 경우 85%가 비만을 거쳐 당뇨병으로 진행됩니다.

비만이 되었을 때부터 인슐린을 분비하는 췌도의 숫자가 줄어들기 시작합니다.

운동과 식이요법을 통해 비만을 줄이면 당뇨병을 예방할 수 있으며 과체중이나 비만을 해소하기 위해 당신이 해야 할 일은 염증을 줄이는 데 초점을 두고 생활하는 것입니다.

그러면 자연히 체중이 감소하고 당뇨병 발병 확률이 저하되며 당뇨병 극복의 지름길이 될 수 있습니다.

2) 한의학적인 당뇨 원인은?

한의학의 고전으로 알려진 『황제내경』에서는 "2양(二陽)이 맺히면 소갈이 발생한다"라는 표현이 있습니다. 여기서 2양이란 수양명대장경과 족양명위경으로 등 대장과 위를 관장하는 경락을 지칭하는데 대장과 위의 기능이 저하되고 열이 발생하면 음식이 금방 소화되고 빨리 배가 고파지며 많이 먹는 증상이 발생한다는 의미입니다. 이는 현대의학에서 췌장세포의 만성 염증이 당뇨병 발병의 원인이라고 보는 관점과 일맥상통하는 표현입니다.

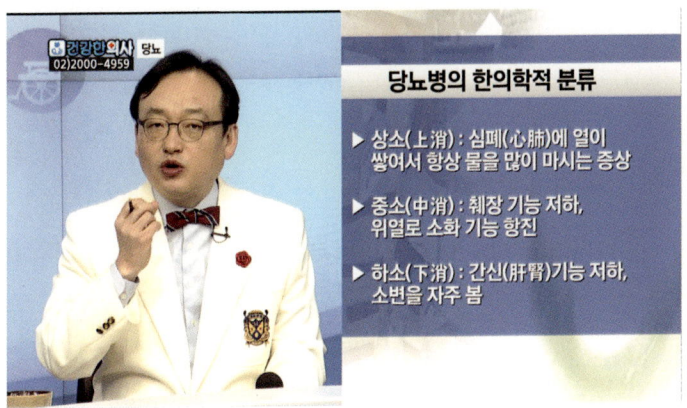

당뇨병 한의학적 원인, 분류 (출처: 매일경제TV 〈건강한의사〉)

또한 『동의보감』에서는 "소갈병은 살찐 사람이 기름진 음식을 많이 먹어 발생한다. 살찐 사람이 기름진 음식을 많이 먹으면 주리(腠理)가 막혀 양기가 밖으로 나가지 못하여 속에 열이 생기며, 속열이 발생하면 양기가 타오르고 목이 마르고, 속에 양기가 남아 있으면 비기(脾氣)가 위로 넘쳐나 소갈이 발생한다"라고 하여 비만과 기름진 음식이 소갈병 발생의 주요한 원인으로 기록하고 있습니다.

04 | 당뇨병은 오래된 귀족병이었다?

조선왕조실록에 의하면 태종이나 세종대왕은 고기와 기름진 음식을 좋아했으며 비만이었고 시력이 나빴다는 기록이 있습니다. 또한 "소갈(消渴)증이 생겨서 하루에 마시는 물만 몇 동이가 될 정도였다"고 하였으니 지금의 당뇨병 증상으로 고생을 많이 하신 것 같습니다. 중국의 황제내경에는 "뚱뚱하고 신분이 높은 사람은 기름진 음식 때문에 질병이 많이 생긴다"고 말하고 있어 예전에는 주로 왕족이나 귀족들이 기름진 음식을 좋아하고 운동이 부족하여 당뇨병이 많이 발병하였다는 사실을 간접적으로 확인해주고 있습니다.

그렇다면 비만과 당뇨병과의 관계는 어떨까요?

복부지방이 늘어나면 인슐린의 기능을 저하시켜 혈당이 올라가고 비만으로 발생한 염증이 인슐린을 만들어내는 췌장의 기능을 저하시켜 당뇨병이 발생하는 것입니다.

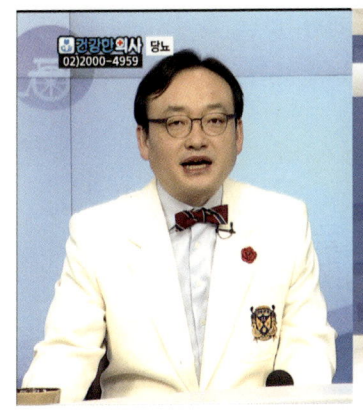

당뇨병 - 소갈(消渴)

▶ 오줌 맛이 단 병

▶ 음식을 자주 먹고, 갈증이 나며,
오줌을 자주 누는 증상

▶ 특히 살찐 사람에게서 잘 나타남

당뇨병 한의학적 개념 (출처: 매일경제TV 〈건강한의사〉)

일반적으로 식사 ▶ 높아진 포도당으로 췌장의 베타세포가 자극받아 인슐린 생성 ▶ 혈액 속의 포도당을 세포로 흡수시킴 ▶ 세포로 들어온 포도당이 에너지를 만들어 몸을 움직임의 과정으로 우리 몸은 움직이게 됩니다.

여기서 문제는 복부지방이 많고 비만인 경우가 당뇨병 환자의 절반인 것입니다. 예전에는 왕족이나 귀족들이 과도한 영양 섭취와 비만에 의해 당뇨병이 많이 발병하였으나 현재는 오히려 저소득층에서 당뇨병 환자가 2배 더 많다는 통계도 있습니다. 이는 패스트푸드와 저가의 고열량 음식을 주로 먹는 저소득층의 비만인구가 늘었기 때문입니다.

05 | 당뇨병의 위험신호와 증상

　　1형 당뇨에서는 종종 갑작스럽게 증상이 나타나며 때로 생명을 위협할 수 있으므로 보통 상당히 빨리 진단됩니다. 그러나 2형 당뇨에서는 초기에 많은 사람들이 증상을 전혀 느끼지 못하는 경우도 많으며 증상이 느껴질 때에는 이미 당뇨합병증이 발생한 경우도 많습니다.

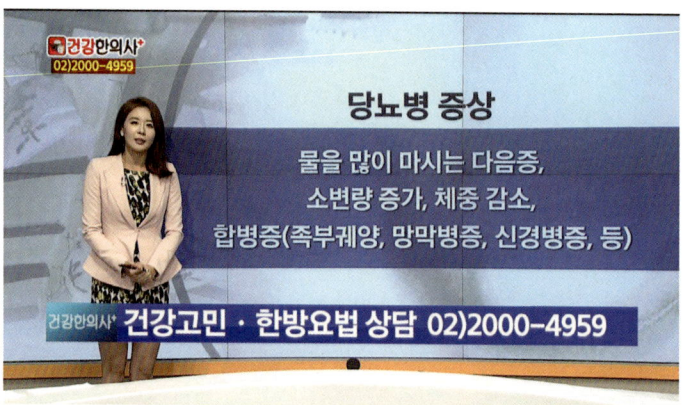

당뇨병 증상 건강 한의사 (출처: 매일경제TV 〈건강한의사〉)

1) 당뇨병의 10가지 위험신호

- 입이 마름

  가장 흔한 위험신호로 물을 계속 마시게 되고 하루에 10번 이상 소변을 봅니다.

- 공복감

  식사 후에도 빠른 시간 안에 공복감이 느껴져 무언가 군것질이 땡기거나 간식을 필요로 합니다.

- 무기력과 권태감

  갑자기 찾아오는 무기력과 권태감 그리고 다리에 힘이 빠지고 식사 후에 식곤증이 견디기 힘들 정도로 찾아올 수 있습니다.

- 체중의 변화

  체중이 늘어나면서 당뇨병이 발병하거나 당뇨병이 진행되면서 갑자기 체중이 빠지는 증상이 나타납니다. 혈액 내의 포도당을 에너지원으로 사용하지 못하면서 몸의 지방을 연소시켜 에너지로 사용하기 때문입니다.

- 시력 장애

  눈이 쉽게 피곤해지거나 시야가 밝지 않은 증상이 발생할 수 있습니다.

- 말초신경 증상

  손발이 저리거나, 다리의 저림과 통증, 감각의 저하 등이 발생할 수 있습니다.

- 성욕 저하

  성욕이 저하되고 나이에 비하여 발기력이 떨어지는 증상

입니다.

- 치아 문제

잇몸이 자주 붓거나, 피가 나고, 흔들리거나 빠지는 증상
입니다.

- 생리 불순

갑자기 생리가 불순해지거나 무월경 증상이 나타날 수 있
습니다.

- 피부 증상

피부에 가려움증이 발생하거나 건조해지고 상처의 회복이
늦으며 염증 증상이 자주 발생합니다.

2) 일반적인 당뇨병의 증상

- 평소보다 더 갈증이 남
- 평소보다 자주, 특별히 밤에 화장실을 감
- 피곤하고 무기력한 기분
- 항상 배고픈 느낌
- 상처가 나면 천천히 나음
- 가렵거나, 피부 감염 혹은 발진
- 몸무게의 변화
- 예상치 못한 체중 감소(1형)
- 두통
- 변덕스러운 기분
- 어지러운 느낌
- 다리나 발에 통증이나 저린 증상

06 | 당뇨의 구분

1) 1형 당뇨

당뇨에는 두 가지 주요 형태가 있습니다. 1형 당뇨와 2형 당뇨입니다.

1형 당뇨는 이전에는 인슐린 의존성 당뇨 혹은 소아형 당뇨라 불렸습니다. 1형 당뇨는 보통 아동기나 청소년기에 진단되며 전체 당뇨병의 약 10% 정도 차지합니다.

인슐린을 생산해내는 췌장 내 세포가 자가 면역 시스템에 의해 파괴되어 발생하며 부족한 인슐린을 공급하기 위하여 매일 인슐린을 투여해야 합니다.

1형 당뇨의 정확한 원인은 아직 밝혀져 있지 않지만 가족력과 관련되어 있다고 알려져 있습니다.

2) 2형 당뇨

이전에 인슐린 비의존성 당뇨 혹은 성인 당뇨라 불렸으며 당뇨 환자의 약 90%에 해당합니다. 2형 당뇨는 생활습관 질환으로 고혈압, 비만 등과 깊은 관련이 있습니다.

2형 당뇨가 있는 사람들은 대부분 인슐린 저항성입니다. 즉 췌장에서 인슐린이 생산되나, 적절히 작용하지 못한다는 의미입니다. 다양한 이유로 췌장은 더 많은 인슐린을 생산하기 위해 노력하지만, 결국 포도당 수치를 적절하게 유지할 만큼 생산해내지 못해 혈당수치가 오르게 됩니다.

2형 당뇨 발병과 관련된 요인들은 당뇨 가족력, 노화, 비만, 고혈압, 흡연, 음주 등이며 적절한 체중관리, 규칙적인 운동, 건강한 음식 등이 당뇨 예방과 관리에 매우 중요합니다.

3) 당뇨 전단계란?

혈당검사에서 정상혈당의 범위를 벗어났지만, 당뇨병으로 진단될 정도로 높지 않은 경우를 말합니다.

혈당치가 올라가면서 당뇨병으로 발전할 가능성이 있는 단계로 40대 이상 성인의 약 40%가 해당됩니다. 그러나 당뇨 전단계를 진단받고 당뇨병 발병 위험을 내리기 위한 적극적인 노력을 하는 사람은 겨우 7% 이하라고 알려져 있습니다.

* 당뇨 전단계 자가 체크 리스트

- 하루 종일 책상에 앉아서 일을 한다.
- 운동을 자주하지 않거나 일주일에 2~3번 이상 걷지 않는다.
- 주말에 집에 있는다.
- 불면증이 있거나 숙면을 취하지 못한다.

- 인간관계로 인한 스트레스(직장 및 사생활에서)를 느낀다.
- 배고픔과 갈증을 느낀다.
- 좋아하는 음식만 먹는다.
- 끼니를 자주 거른다.
- 저녁식사를 보통 많이 먹는다.
- 밥을 빨리 먹는다.
- 배가 매우 부를 때까지 먹는다.
- 패스트푸드 음식을 자주 먹는다.
- 짠 음식을 많이 먹거나 선호한다.
- 연령이 40세 이상이다.
- 가족 중에 당뇨병 환자가 있다.
- 만성적인 피로를 느끼거나 금방 피곤을 느낀다.
- 예상치 못하게 체중 감량이 나타난다.
- 체중과다(BMI 25 이상).
- 소변이 더 자주 마렵다.
- 앞이 흐릿하게 보인다.
- 피부 및 잇몸 염증재발.
- 몸의 상처 회복이 전보다 늦다.
- 손과 발 다리가 저린다.

23가지 항목 중 12항목 이상일 경우 주의가 필요하며, 16개 항목 이상일 경우 당뇨병 전단계일 가능성이 있습니다.

그리고 당뇨병 전단계에서는 식전 혹은 공복 시 정상 수준에서 아주 약간 올라가는 정도로(100mg/dL를 약간 초과) 혈당수치가 건강한 것처럼 보일 수 있으나 식후 30~60분경에 혈당치가 급격하게 올라가는 현상이 나타나며(>200mg/dL, 정상 수치는 <150mg/dL) 이는 혈당조절 기능이 저하되는 전형적인 증상입니다. (인슐린감수성 저하, 당뇨병 전단계 및 잠재적 중병 유발)

그러므로 자가 테스트 시 16개 항목 이상인 분들은 식후 혈당치 체크가 반드시 필요합니다.

4) 임신성 당뇨란?

임신성 당뇨는 임신 기간에만 나타나며, 일반적으로 출산 후에는 사라집니다. 임신 중에는 태반이 아이가 성장하도록 돕는 호르몬을 생산하는데 임신 중 분비되는 호르몬들이 산모의 인슐린 활동을 방해하여 발생됩니다.

임신한 여성은 포도당이 혈액에서 세포로 들어가 에너지로 사용될 수 있도록 추가로 인슐린이 필요합니다. 여성이 임신했을 때, 정상보다 2~3배 높은 인슐린이 필요한 것으로 알려져 있습니다. 그러나 산모의 몸 안에서 요구되는 필요량의 인슐린을 생산할 수 없으면 당뇨 증상이 발생하며 대부분 임신 기간이 끝나고 많은 양의 인슐린 요구가 사라지면 정상으로 돌아옵니다.

보통 산모의 5~8%는 임신 24주차에서 28주차 사이에 임신성 당뇨가 발생하며 2형 당뇨 가족력이 있거나 30대 이상의 산모로 과체중인 경우 다발합니다.

07 | 당뇨병 환자가 급증하는 이유는?

　세계적으로 2014년 현재 당뇨병에 걸린 사람 수가 지난 1980년 이후 거의 4배나 증가한 4억 2천200여만 명에 달한다고 세계보건기구(WHO)가 밝혔습니다.

　현대의학은 발전하고 있고 당뇨약도 계속하여 개발되고 있는데 왜 당뇨병 환자 숫자는 이렇게 증가하는 것일까요?

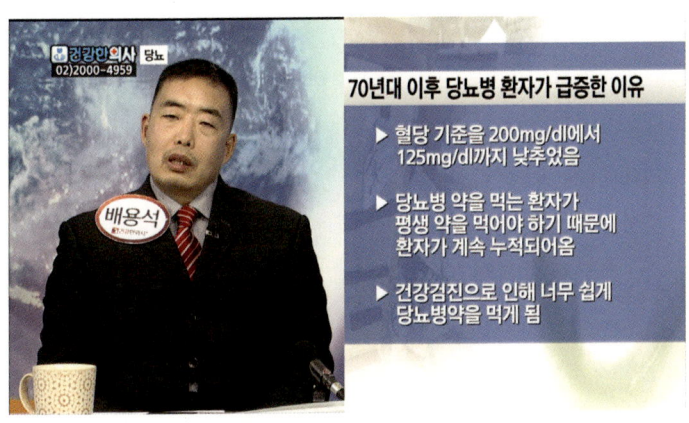

당뇨병 환자 급증 이유는? (출처: 매일경제TV 〈건강한의사〉)

한국에서도 대한당뇨병학회 통계 자료에 따르면 2013년 기준으로 30세 이상 성인의 당뇨 유병률이 8%를 넘어섰으며 이는 7년 만에 무려 64%나 증가한 수치이며 당뇨병 환자의 숫자는 1970년대에 비하여 30배 이상 증가하였습니다.

한국에서도 당뇨병 환자 숫자는 가히 폭발적으로 증가하고 있는 추세입니다.

당뇨병 조기 검진과 당뇨약을 병원에서 열심히 진료받고 처방받아 복용하지만 당뇨병 환자의 숫자는 줄어들지 않고 기하급수적으로 증가하고 있습니다. 도대체 이유가 무엇일까요? 여기서 우리는 합리적인 의문을 제기해봅니다.

현대의학은 과연 당뇨병을 잘 치료하고 있는 것일까요?

당뇨병 환자의 숫자가 급속도로 증가하는 이유는 몇 가지가 있습니다.

- 정상혈당 기준을 200mg/dl에서 125mg/dl까지 낮추었음
- 당뇨약을 먹는 환자가 평생 약을 복용해야 하기 때문에 환자가 계속 누적되고 있음
- 건강검진으로 인해 너무 쉽게 당뇨약을 복용하게 됨

정상혈당 기준을 내리면 당뇨병 치료에 도움이 되는 건가요? 정기적인 건강검진에서 당뇨병으로 진단받아 당뇨약을 복용하기 시작하면 당신은 당뇨병으로부터 안전하게 되는 건가요? 물론 건강검진의 중요성은 아무리 강조해도 지나치지 않습

니다. 그러나 몇 년 전 건강검진을 통한 갑상선암 수술의 폭발적 증가와 이에 따른 부작용 그리고 최근 변경된 갑상선암 진단 기준에서 보듯이 당뇨병의 정상혈당 기준이 내려가면서 당뇨병 환자의 숫자가 폭발적으로 늘어났으며 조기 검진을 통한 당뇨병 확진과 조기 당뇨약 복용 시기가 과연 당뇨병 치료와 당뇨합병증 예방에 어떤 도움을 주고 있는지 질문을 던져봅니다.

물론 서구화된 식사패턴과 비만환자의 증가도 중요한 원인이지만 당뇨병 진단 기준의 하강과 조기 검진을 통한 당뇨병 확진 및 당뇨약 투여에 대한 문제점을 제기하는 것이며 다시 한번 당뇨병은 당뇨약으로 낫지 않는다는 사실을 강조해 드립니다.

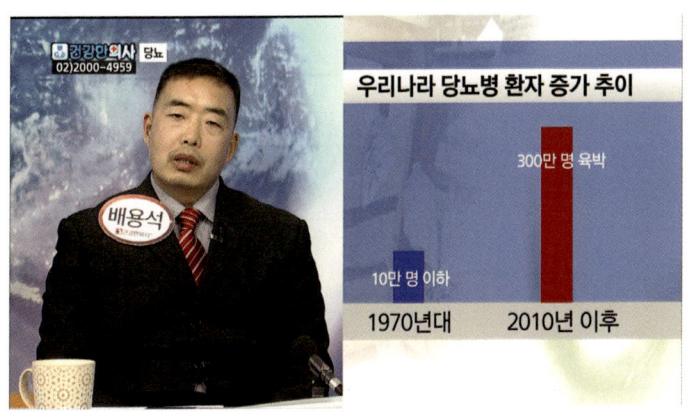

당뇨병 환자 폭발적 증가 (출처: 매일경제TV 〈건강한의사〉)

당뇨약 복용으로 당뇨병이 낫는다면 당뇨병 환자의 숫자가 이 정도로 급증하지는 않았겠지요?

08 | 당뇨병을 못 고치는 이유는?

당뇨병의 정의를 "인슐린이 부족하거나 제 기능을 못해서 생기는 병"이라고 하면 인슐린이나 인슐린 유사물질을 공급하는 것이 당뇨병 치료의 핵심이라 할 수 있습니다. 즉 현대의학에서는 당뇨병 치료에 혈당을 강제로 떨어뜨리는 데 포커스가 맞추어져 있습니다.

당뇨병의 정의가 인슐린이나 당뇨약을 만드는 회사에게 유리하게 되어 있고 그 결과 한번 당뇨약을 복용하면 죽을 때까지 계속하여 복용하거나 약으로 부족하면 인슐린 주사를 맞아야 하는 것입니다.

그러나 당뇨병의 정의를 "췌장에 있는 인슐린을 분비하는 세포들이 염증에 의해 파괴되어 생기는 병"이라고 하면 인슐린을 분비하는 세포들이 파괴되지 않도록 염증을 치료해주면 췌장 기능이 되살아날 수 있으며 당뇨병도 치료가 가능하게 되는 것입니다. 그리고 염증을 미리 막아주면 당뇨병 예방이 가능합니다.

즉 췌장에 있는 인슐린을 분비하는 세포들이 회복이 되면 당뇨병은 사라집니다.

인슐린이나 기존의 당뇨약들은 혈당을 강제로 떨어뜨리는 과정에서 저혈당을 일으키며 심각한 부작용을 일으킵니다. 그리고 인슐린을 분비하는 세포들이 파괴되는 것을 막아주지 못합니다.

또한 당이 많은 음식을 먹으면 혈당이 상승하고 당뇨약을 먹어서 혈당을 강제로 떨어뜨리는 과정이 반복이 되면 롤러코스터현상이 일어나게 되고 췌장에 있는 인슐린을 분비하는 세포들이 서서히 망가지게 됩니다.

췌장에 있는 인슐린을 분비하는 세포들을 치료하려면 혈당을 강제로 떨어뜨리는 약이 아니라 염증을 치료하는 약을 주어야 합니다. 하지만 현대의학에서는 이러한 췌장세포의 염증을 치료하기 위한 아무런 조치를 해주지 못하고 있는 상황입니다. 왜 그럴까요?

장기간 먹어도 부작용이 없는 새로운 염증치료제의 개발이 필요할 때입니다.

09 혈당의 롤러코스터 현상은 시간이 지날수록 췌장의 기능을 망가뜨린다

음식을 먹으면 혈당이 오르고 당뇨약을 복용하면 혈당이 내려갑니다.

이것이 반복되면 혈당의 롤러코스터현상이 일어납니다.

혈당을 급격하게 올리는 음식으로 알려진 밀가루, 설탕, 흰쌀 등을 먹으면 혈당이 급격하게 오르고 당뇨약은 강제로 혈당을 떨어뜨립니다.

혈당이 급격하게 오르고 떨어지는 것이 반복될수록 인슐린을 분비하는 세포들의 기능이 저하되고 시일이 흐르면서 망가지게 됩니다.

그래서 혈당을 올리는 음식들을 피해야 하고 혈당이 오르지 않으면 당뇨약을 안 먹어도 됩니다.

맛있는 음식을 먹어도 혈당이 안 올라가게 미리 막을 수는 없을까요?

혈당의 롤러코스터현상을 막기 위해선 선결해야 할 과제가 2가지 있습니다.

하나는 혈당이 올라가지 않는 음식의 섭취입니다.

혈당이 급격하게 오르는 가장 큰 이유는 GI 지수가 높은 음식을 섭취하기 때문입니다.

다른 하나는 당뇨약과 인슐린 주사입니다. 올라간 혈당을 급격하게 떨어뜨리는 작용을 하기 때문에 혈당 롤러코스터현상의 주범입니다.

그렇다면 GI 지수가 높은 음식 섭취를 피하고, 당뇨약 복용을 중단하고 여기에 췌장의 기능을 회복시키는 기능성 식품 섭취와 운동 그리고 췌장 염증을 치료하는 봉침 치료 및 한의학적 치료로 당뇨병을 극복할 수 있지 않을까요?

10 | 당뇨병 환자는 허벅지 근육부터 키워야 한다

당뇨병 환자는 허벅지 근육부터 키워야 합니다. 허벅지 근육이 많으면 혈당이 쉽게 높아지지 않고, 혈당을 조절하는 인슐린의 기능도 좋아지기 때문입니다.

한국·덴마크 등 국내외 전문가들은 5년 전부터 허벅지 근육과 당뇨병의 상관관계에 주목하여 허벅지 근육이 많고 둘레가 길수록 당뇨병 발병 위험이 적다는 연구를 내고 있습니다.

* 허벅지 근육이 혈당 소모하고 인슐린 기능 올려

허벅지에는 온몸 근육의 3분의 2 이상이 모여 있습니다. 그래서 허벅지 근육을 키우면 근육량을 크게 늘릴 수 있습니다. 세브란스병원 내분비내과 차봉수 교수는 "근육은 몸속 장기·조직 중 포도당을 가장 많이 소모하는 부위"라고 강조하고 있으며 "허벅지 근육은 섭취한 포도당의 70% 정도를 소모하기 때문에, 허벅지 근육량이 많을수록 식후 혈당이 높아지지 않는다"라는 의견도 있습니다. 음식물을 섭취해 몸속 포도당이 많아지면 췌장에서 인슐린이 분비됩니다. 인슐린은 몸속 장기·조직 등에 포도당을 보내 에너지원으로 쓰게 만든 뒤, 마지막으로 근육세포에 보내 근육의 에너지원으로 쓰게 합니다.

따라서 허벅지 근육을 키우면 근육세포가 필요로 하는 포도당 양이 급격히 증가, 잉여포도당이 줄어 혈당이 높아지지 않는 결과가 나타납니다.

당신이 현재 당뇨 전단계의 상태라면 걷기운동, 등산, 웨이트운동을 통해 허벅지 근육을 키워야 하며, 당뇨병을 진단받고 당뇨약을 복용 중이라면 적어도 하루 30분 이상의 하체 근력강화운동이 당뇨로부터 당신의 건강을 보호해줄 수 있습니다.

11 | 당뇨약, 부작용이 심각하다?

당뇨병의 역사가 오래된 만큼 당뇨약 또한 여러 종류가 개발되어 시판 중입니다. 하지만 현재 시판 중인 당뇨약들은 당뇨병의 여러 가지 원인 가운데 한두 가지에 대해서만 작용하는데다가 대부분 부작용이 있다고 알려져 있습니다.

당뇨약들의 효능과 한계, 그리고 부작용에 대해 알려드리겠습니다.

당뇨약의 종류는 크게 3가지로 분류할 수 있습니다.

(a) 인슐린의 분비를 촉진하는 약

(b) 인슐린의 저항성을 개선하는 약

(c) 당의 흡수를 저해하는 약

1) 가장 많이 처방되는 설포닐우레아(설폰요소제) 계열의 당뇨약

췌장의 베타세포를 자극해 인슐린의 분비를 증가시키는 작용을 하며 인체가 인슐린에 반응하는 것을 돕고 간에 저장된 포도당을 혈액으로 보내는 것을 막아줘 혈당을 낮춰줍니다.

제1세대 당뇨치료제로서 요즘도 쓰이고 있는 다이아비네스, 제2세대 경구 혈당강하제로 불리는 오리나제, 톨리나제, 다이아베타, 마이크로나제, 글리나제프레스텝, 글루콘트롤, 아마릴 등입니다.

이 유형의 약품은 모두 췌장의 베타세포에서 인슐린을 강제로 짜내는 작용을 합니다. 하지만 장기간 복용하면 베타세포가 피로해져서 망가지고 감소되고, 결국 췌장이 망가지는 것을 볼 수 있습니다.

신장질환, 간질환, 저혈당, 장기능 장애, 두통, 어지러움, 권태, 내분비계통의 이상 등의 부작용도 보고되고 있습니다.

* 설포닐우레아계에서 발생할 수 있는 부작용
  - 저혈당 쇼크
  - 위장관 장해: 변비, 설사, 갑갑함, 가슴앓이, 위부 팽만감, 식욕부진, 구역, 구토
  - 저혈당
  - 피부 반응: 가려움, 두드러기, 발진, 광과민성
  - 체중 증가

설포닐우레아계 약을 복용하기 시작한 후에 나타나는 증상들은 부작용일 수 있으므로 그때그때 의사에게 알려주어야 합니다. 임신 중이거나, 설파제에 알레르기가 있거나, 간 또는 신

장질환이 있으면 설포닐우레아계 약은 복용하지 않는 것이 좋습니다.

또한 UGDP(University Group Diabetes Program)의 연구에 따르면 설폰요소계 약물(톨부타미드 1일 1.5g)을 장기 투여한 경우 식사요법 단독 또는 식사요법과 인슐린 병용투여의 경우와 비교해서 심장혈관계 장애에 의한 사망률이 유의하게 높은 것으로 나타난 바 있으며 G6PD 결핍증 환자를 설포닐우레아계 약물로 치료할 경우 용혈성 빈혈을 초래할 수 있는 것으로 알려져 있습니다.

설포닐우레아계 약물의 대표성분으로는 글리클라지드(Gliclazide), 글리피지드(Glipizide), 글리메피리드(Glimepiride), 글리벤클라미드(Glibenclamide) 등이 있습니다.

특히 '글리클라지드'를 포함한 설포닐우레아계 약물은 식사가 불규칙하고 특히 식사를 거른 경우 저혈당을 일으킬 수 있는데 무력감, 고공복감, 몸떨림, 두통, 지각이상, 흥분, 집중력 저하, 구역, 구토, 권태, 수면장애, 인지력 감소와 느린 반응, 우울증, 혼란, 시각 및 언어장애, 실어증, 불완전마비, 어지럼증, 자기통제력 상실, 섬망, 얕은 호흡, 서맥, 졸음, 의식장애, 경련 등의 증상이 나타날 수 있어서 주의를 요합니다.

2) 비구아나이드(Biguanides) 계열의 당뇨약

먹는 당뇨약의 두 번째 계열은 비구아나이드계입니다. 메트폴민(글루코파지)이 현재 미국에서 시판되고 있는 유일한 비구아나이드계 약으로 간이 저장하고 있는 포도당을 서서히 내놓게 합니다. 인슐린의 작용을 돕고 간에서 만들어져 분비되는 당의 양을 줄여 혈당을 조절해주는 효과가 있습니다.

* 비구아나이드계에서 발생할 수 있는 부작용
 - 구역
 - 팽만감
 - 갑갑함
 - 설사
 - 식욕부진

이러한 부작용은 약의 복용을 저용량으로 시작하고 식사와 함께 하면 최소한으로 줄일 수 있습니다. 비구아나이드계는 심장병, 신장질환, 간질환 등이 있는 사람이나 X-레이 조영제 검사를 한 사람에게는 유산증을 유발할 수 있습니다. 유산증은 혈액 중에 생명이 위험할 정도로 산이 축적된 상태입니다. 따라서 심장병, 신장질환, 간질환이 있거나 X-레이 조영제 검사를 받고 있으면 비구아나이드계 약물은 복용하지 않는 것이 좋습니다.

3) 아카보즈(Acarbose) 계열의 당뇨약

글루코베이, 프렌데이즈가 대표적인데, 이는 당이 소화되는 것을 늦춤으로써 식후 혈당이 급격히 올라가는 것을 막아줍니다. 아카보즈(Acarbose) 계열의 당뇨약은 알파-글리코시데이스 억제제로 장이 탄수화물을 포도당으로 분해하는 시간을 늦춰 포도당이 혈액 속으로 서서히 들어가게 만들어줍니다. 혈당수치를 보다 일정한 상태로 유지시켜 고혈당이나 저혈당 상태를 줄여주는 효과가 있으며 특히 식후에 혈당이 급상승하는 것을 억제하는 데 도움이 됩니다.

* 알파-글루코시데이스 억제제에서 발생할 수 있는 부작용
- 가스, 설사
- 팽만감
- 저혈당

이런 부작용들은 약의 복용을 저용량으로 시작하면 최소한으로 줄일 수 있으며 위장관 질환이 있으면 알파-글루코시데이스 억제제 복용은 피하는 것이 좋습니다.

4) 티아졸리디네디온계 계열의 당뇨약

먹는 당뇨약의 네 번째 계열은 티아졸리디네디온계입니다. 이 계열의 약으로는 염산 피오글리타존(액토스)과 부작용 때문에 시판이 중지된 로지글리타존(아반디아)이 있습니다. 약효는 근육세포를 인슐린에 보다 민감하게 하며, 간의 저장 포도당 방출도 줄여줍니다.

* 티아졸리디네디온계에서 발생할 수 있는 부작용
- 체중 증가
- 부종
- 울혈성 심부전

티아졸리디네디온계 약은 간 손상을 유발할 수 있기 때문에 미국식품의약청(FDA)은 이들 약의 투약 전 간 검사를 권장하고 있으며 FDA는 아반디아나 액토스를 복용하는 사람에 대해서 약물요법을 시행하는 첫 한 해 동안 두 달에 한 번 간 검사를, 그 후로는 정기적인 검사를 실시하라고 권고하고 있습니다.

* 간 손상의 증상
- 구역
- 구토
- 복통
- 피로
- 식욕부진
- 진한 소변색
- 황달

이러한 증상이 나타나면 곧 바로 의사에게 알려야 하며 임신 중이거나 간질환이 있거나 울혈성 심부전이 있으면 티아졸리디네디온계 약은 복용하지 않는 것이 좋습니다.

5) 메글리티나이드 계열의 당뇨약

먹는 당뇨약의 다섯 번째 계열은 메글리티나이드로 현재 미국에서 시판되고 있는 유일한 메글리티나이드계 약으로는 레파글리나이드(프란딘)가 있습니다. 설포닐우레아계처럼 메글리티나이드계는 인체가 인슐린을 보다 많이 배출하도록 하여 혈당을 낮춰주는 효과가 있습니다. 메글리티나이드계는 설포닐우레아계와는 달리 매우 빨리 작용하기 때문에 식사 직전에 복용하도록 되어 있으며 이렇게 하면 식후에 혈당이 너무 높아지는 것을 막아줍니다.

* **메글리티나이드계에서 발생할 수 있는 부작용**
  - 저혈당 반작용
  - 두통
  - 구역
  - 상기도 감염
  - 비염 및 부비강 염증
  - 기관지염
  - 요통
  - 관절통
  - 체중 증가

식사 시 함께 약을 복용하면 저혈당의 위험을 줄일 수 있습니다. 결국 기존의 당뇨약들은 한두 군데의 신진대사 과정에만 인위적으로 작용하기 때문에 부작용과 내성을 피할 수 없습니다.

6) 당뇨병 신약 레줄린의 퇴출

1997년 미국 식품의약국(FDA)에서 승인된 트로글리타존이라는 약의 상품명인 레줄린은 새로운 당뇨 치료제로 각광을 받았으며 약 2조 4,000억 원 정도의 약이 판매되었고 약 190만 명이 복용한 당뇨약이었습니다. 그러나 그중 63명이 심각한 간염 발생과 간부전으로 사망하였으며 2000년 3월 미국 FDA의 조치로 퇴출되었습니다.

이 약을 개발한 제약회사는 약의 치명적인 간 독성을 알고 있었으면서도 승인 당시에 이 사실을 숨겼으며 FDA 연구원이 제기한 간 독성에 대한 문제점은 제약회사의 로비로 무시되었던 사실이 있습니다.

또한 1999년에 미국에서 승인된 로시글리타존이라는 당뇨약도 한국에서는 "부작용 없는 당뇨병 치료제"로 언론에 보도되었지만 간 독성 문제로 잠시 퇴출된 사례가 있습니다.

이렇듯 부작용이 없는 약은 없으며 특히 기존 당뇨병 치료제의 부작용과 새로 개발된 당뇨병 신약의 문제점들을 당뇨병 환자들은 반드시 숙지해야 할 부분입니다.

비록 병원과 담당 의사, 약사가 자세한 고지를 하지 않는다 하여도 당신의 몸과 건강은 당신의 것이며 스스로 책임져야 하는 부분이기 때문입니다.

7) 당뇨병 치료제 1위 아반디아의 퇴출?

한때 당뇨병 치료제 매출 1위를 기록했던 '아반디아'가 결국 부작용 문제로 퇴출되었습니다. 2000년대 국내에 허가를 받은 아반디아는 인슐린 비의존성 당뇨병 환자의 인슐린 저항성이라는 장점 덕분에 시장에서 빠르게 확장되었으며 이후 단독요법으로 혈당조절이 안 되는 환자에 대해 메트포민, 설포닐우레아 등 다른 계열과의 2제요법, 3제요법까지 활용되면서 처방시장에서 인기품목으로 자리매김할 수 있었습니다.

2007년 클리블랜드 클리닉 스티븐 니센 박사가 2만 8,000명의 당뇨병 환자를 대상으로 시행한 임상결과를 분석한 결과, 아반디아가 심장병 사망 위험 및 심장발작 위험을 각각 64%, 43% 높인다는 연구논문을 발표하면서 아반디아의 부작용 논란은 시작되었으며, 2007년 7월 독일 연구진이 Cochrane Library 저널에 발표를 통해 아반디아가 당뇨병 환자의 삶의 질을 개선시키거나 생존기간을 연장하지 않았으며 오히려 당뇨합병증 위험만 높일 수 있다고 지적하면서 결국 아반디아는 벼랑 끝에 몰리면서 사실상 퇴출 위기에 놓이게 됐습니다. 미국은 아반디아의 사용제한을 결정하였고 유럽에서는 아반디아의 판매중단을 권고하였습니다.

이에 한국에서도 2015년 12월 24일 당뇨병 치료제 '아반디아'의 시판허가를 자진 취하하였습니다.

모든 약에는 효과와 부작용이 공존합니다.

실제 신약으로 개발되어 각광받던 약들이 후에 부작용으로 문제시되거나 퇴출되는 사례를 흔히 볼 수 있습니다.

결론적으로 현재까지의 현대의학은 당뇨병의 치료제나 완치약이 개발되지 못하였으며 한번 복용하면 평생 먹어야 하는 당뇨약의 문제점은 여전히 해결해야 할 숙제입니다.

8) 당뇨약이 당뇨합병증을 유발시킨다?

당뇨병 환자들이 가장 많이 복용하는 당뇨약 'DPP4억제제'의 부작용 가능성을 제기되면서 당뇨병 환자들의 불안감이 커지고 있습니다.

서울대병원 연구팀의 "DPP4억제제가 당뇨망막병증을 악화시킬 수 있다"는 논문이 『사이언티픽 리포트誌』에 실렸습니다. DPP4억제제는 경구용 혈당 강하제로, 혈당을 낮추는 기능을 하는 인크레틴호르몬의 분해를 억제하는 작용을 하는 당뇨약입니다.

국내에서는 자누비아(MSD), 온글라이자(아스트라제네카), 가브스(노바티스), 트라젠타(베링거인겔하임) 등이 있으며 당뇨병 환자의 약 40%가 복용하고 있는 당뇨약입니다.

또한 당뇨약인 SGLT2억제제는 2014년에 처음 나온 당뇨약으로, 콩팥에서 포도당이 재흡수되는 것을 차단해 소변으로 배출시켜 혈당을 떨어뜨리는 작용을 하는 약으로 포시가(아스트라제네카), 자디앙(베링거인겔하임), 슈글렛(아스텔라스)이 처방되고 있는데 이 중 포시가에 대해 미국 식품의약국(FDA)에서 "급성 콩팥 손상 위험이 증가할 수 있다"는 경고 문구를 추가하라고 통지한 상황입니다. 즉 콩팥 독성 유발 가능성이 있다는 의미로 당뇨약이 당뇨병성 망막질환과 신장질환의 원인으로 작용할 수 있다는 사실에 많은 당뇨병 환자들이 불안해하고 있는 실정입니다.

12 | 인슐린 치료의 부작용은 더 심각하다?

과거에는 저농도 인슐린과 돼지와 소에서 추출한 동물 인슐린 제제가 사용되었으나, 현재는 대장균(e-coli)을 이용하여 만든 인슐린을 사용합니다. 대장균 내에 인슐린에 대한 DNA를 집어넣게 되면 대장균은 인슐린을 합성하게 됩니다. 인슐린을 입으로 먹는다면 위장에서 분해되어 아무런 약효가 없으므로 주사제를 통해 직접 혈액에 투여합니다.

첫째, 당뇨약 복용으로 혈당이 조절되지 않을 때 사용하며, 둘째, 몸 안에서 부족한 인슐린을 보충하기 위함이며, 셋째, 고혈당을 치료하고 랑게르한스섬의 인슐린 분비를 촉진하기 위함입니다.

하지만 당뇨병 환자들 중 인슐린 주사를 맞으면 부작용이 나타나는 경우가 많이 발생하고 있습니다.

1) 저혈당

저혈당 증상은 인슐린 치료를 받고 있는 환자에게 나타나는 가장 흔하고 심각한 부작용입니다. 인슐린을 맞고 있는 환자의 대부분은 저혈당을 경험하기 때문에 인슐린 기피의 한 원인이 되기도 합니다. 혈당이 50mg/dl 이하가 되면 교감신경계의 흥분으로 인한 증상, 즉 공복감, 땀 흘림, 사지의 떨림, 빈맥, 불안감 등이 생기게 되며 혈당이 더욱 감소하게 되면 뇌기능장애, 즉 두통, 어지러움, 이상 감각, 시력장애, 보행장애, 의식장애, 심하면 혼수상태, 경련 등이 나타나게 됩니다.

저혈당이 생기는 원인은 인슐린의 과다, 식사를 거르거나 적게 섭취, 운동량의 증가, 술을 마신 후 약물(특히, 아스피린 고혈압약 중 베타 차단제)투여, 간, 신장의 이상이 있을 때 등입니다.

2) 인슐린 자가 항체

인슐린을 투여하는 경우에 이에 대한 항체가 생겨나는 경우로 자가 면역질환이나 염증질환을 악화시킵니다.

3) 인슐린 알레르기

인슐린 알레르기는 인슐린 투여 후 약 7일 후부터 나타나며 보통은 6개월 이내에 발생하고 대부분의 경우는 국소적으로 주사 후 30분~6시간 후에 주사부위의 소양감, 발적, 작열감 등이 나타나며 이는 그대로 두면 1주일 이내에 대부분 소실되나 증상이 심하거나 계속되는 사람은 인슐린을 바꾸는 것이 좋습니다.

알레르기 반응이 전신적으로 나타나 피부발진, 소양감과 더불어 발열, 두통, 빈맥, 기관지수축 그리고 심한 경우 쇼크도 발생할 수 있으나 매우 드물게 나타나며 이 경우에는 인슐린 투약을 중지해야 합니다.

4) 인슐린 부종

인슐린 부종은 인슐린을 처음 맞거나 심한 고혈당으로 인해서 인슐린을 집중적으로 투여받는 경우에 잘 나타납니다. 주로 발등, 발목, 얼굴 등에 나타나서 전신 등에 나타나는 경우도 있습니다.

5) 지방조직 및 피부변성

주사부위의 피부가 함몰(위축)되거나 같은 장소를 반복해서 맞은 경우 주사부위에 피부변성이 일어납니다.

6) 체중증가 및 비만

인슐린 치료를 하여 혈당이 잘 조절되면 체중이 증가합니다. 이는 인슐린의 지방형성 촉진과 분해 억제 작용에 의한 것인데 체중이 증가하면 인슐린의 요구량이 증가하므로 체중이 늘지 않도록 식사와 운동요법을 잘 병행해야 합니다.

13 | 당뇨병 탈출의 기본은 식이요법

1) 저 인슐린 다이어트

저 인슐린 다이어트의 비밀은 지방축적의 원인인 인슐린 과 다분비를 조절하는 데 있습니다. 즉 무엇보다도 혈당치를 급격히 상승시키지 않는 식생활을 하는 것이 우선적입니다. 인슐린을 낮추는 음식을 먹으면 당이 지방으로 바뀌는 양이 줄고 바로 몸에서 소비됩니다. 이와 같이 인슐린의 분비량을 낮은 수치로 조정하는 것이 중요하다는 의미로 붙여진 다이어트명이 바로 저 인슐린 다이어트입니다.

* 인슐린과 지방축적

인슐린은 혈당을 낮추는 역할 외에도 지방을 축적시키는 작용도 있습니다. 그러므로 살을 빼기 위해서는 혈당치의 급격한 상승을 막아 인슐린의 분비량을 적게 하는 것이 좋습니다. 저 인슐린 다이어트의 비밀은 지방축적의 원인이 되는 인슐린 분비를 조절하는 데 있습니다.

* 글리세믹 인덱스(GI 지수)

인슐린 분비와 관련된 영양소는 바로 탄수화물입니다. 음식물 속에 들어 있는 탄수화물의 양이 혈당치를 높이는 속도를 식품마다 숫자로 나타냈는데, 이것을 GI(Glycemic Index) 지수라고 합니다. 이 지수가 낮은 식품일수록 혈당의 상승속도를 낮추어 인슐린 분비를 억제할 수 있습니다. 즉 GI 지수가 낮은 음식은 우리 몸 안에 지방축적을 막고 지방분해를 촉진시키는 기능을 합니다.

저 인슐린 다이어트 성공의 포인트는 GI 수치가 낮은 식품을 선택하여 먹는 것이며 저 GI 수치라고 할 때 기준이 되는 수치는 GI 수치 50 이하를 말합니다.

즉 GI 수치 50 이상의 식품은 되도록 피하거나 양을 줄이면 혈당치를 낮게 유지할 수 있습니다.

* 피해야 할 식품들의 GI 지수

설탕(109), 맥아당(105), 초콜릿(91) 등은 즉각적으로 인슐린을 높이므로 가능하면 먹지 말아야 합니다. 과자는 어떤 형태이든 고 GI 지수 식품이라고 보면 되고, 과일잼이나 통조림형 과일, 과일주스는 과일 그 자체보다 GI 지수가 매우 높습니다. 딸기잼(82), 파인애플(65), 황도통조림(63)을 조심해야 합니다. 통조림형 과일은 설탕으로 인해 GI 지수가 매우 높습니다. 야채 중에선 감자(90)와 당근(80)을 삼가야 하며 옥수수(75), 호박(65), 토란(64) 등도 비교적 GI 지수가 높은 편입니다.

또한 한국인의 주식인 쌀밥은 GI 지수가 88로 높은 편입니다. 쌀밥 양을 줄이고 콩이나 현미 등을 섞어서 먹는 방법으로 혈당의 상승을 늦추는 것이 좋으며 밥은 현미밥이나 오곡밥, 잡곡밥으로 바꾸는 것을 권장합니다. 프랑스빵이나 식빵은 GI 지수가 90으로 극히 높은 수치를 가지고 있기에 빵은 호밀빵, 잡곡빵으로 바꾸는 게 좋으며, 면류로는 라면, 우동, 칼국수 등이 GI 수치가 높으며, 유제품 중에선 아이스크림(65)을 조심해야 합니다. 유제품은 단백질식품이라 안심하기 쉽지만 유지방도 많이 함유되어 있으므로 많이 먹지 않도록 하는 게 좋으며 유제품 중에는 소금과 설탕을 넣은 음식이 많으므로 주의해야 합니다.

식품들의 글리세믹 인덱스(GI) 지수

GI 높음(60 이상)	설탕(109), 식빵(95), 초콜릿(91), 감자(90), 백미(88), 떡(85), 우동(85), 도넛(86), 당근(80), 옥수수(75), 꿀(73), 라면(73), 수박(72), 팝콘(72), 파스타(65), 파인애플(66), 호박(65), 아이스크림(65), 토란(64) 등
GI 보통(55~59)	현미(55), 호밀빵 · 오트밀(55), 고구마 · 바나나(55)
GI 낮음(30~54)	메밀(54), 혼합잡곡(45), 포도(50), 베이컨(49), 마늘(49), 소고기(46), 돼지고기(46), 닭고기(45), 해산물(40), 토마토(38), 배(36), 키위(35), 와인(40)
GI 매우 낮음(30 이하)	녹차(10), 시금치(15), 해조류(20), 야채류(콩나물, 상추, 오이, 버섯, 콩, 브로콜리 등), 우유(25), 보리(25)

2) 설탕은 당뇨병의 적이다?

설탕은 혈당조절을 어렵게 해 적게 먹는 게 상책입니다. 설탕 함유 식품을 선호하면 체중이 불어나 간접적으로 당뇨병의 유발 원인이 됩니다. 지방이 축적되고 비만이 되는 것은 칼로리와 인슐린 때문이기에 인슐린을 낮추는 음식을 먹으면 당이 지방으로 바뀌지 않고 바로 몸에서 소비가 됩니다.

* 탄수화물

탄수화물을 많이 먹을 경우 소화돼 당으로 변환되지만 몸에서 필요한 양 이상의 칼로리는 지방으로 저장됩니다.

* 설탕

설탕은 이당류로 특별한 소화단계를 거치지 않아도 우리 몸에 바로 흡수가 됩니다. 또한 설탕은 먹을수록 그 양이 증가하며 다른 단당류의 흡수를 촉진하여 지방의 저장으로 연결되고 체중의 증가를 가속화시킵니다.

설탕은 과다하게 섭취할 경우 위액의 분비를 지나치게 촉진하며 물리적으로 위를 팽창시키고 위경련까지 유발할 수 있으며, 인체로 흡수된 설탕의 양이 너무 많아지면 혈당을 급속하게 높이는데 이를 정상치로 끌어내리기 위해 많은 양의 인슐린이 빠르게 분비되면서 저혈당 상태를 만들게 됩니다. 이 때문에 설탕을 먹은 지 2~5시간 뒤면 오히려 먹기 전보다 더한 허기와 공허감을 느끼게 만들고 체중증가의 원인이 되는 것입니다.

3) 설탕이 우리 몸에 미치는 해악

- 갑상선 기능이 망가지고 살이 찐다.

인슐린이 많이 나오는 사람은 몸이 갑상선 기능을 스스로 억제합니다. 갑상선 기능이 저하되면 무기력증, 피로, 비만 등이 따라오게 됩니다.

- 만병의 근원인 저혈당을 만든다.

흰 설탕, 흰 밀가루, 흰 쌀밥 등 정제된 음식의 당은 빨리 소화되고 빨리 분해되어 혈액을 끈끈하게 만듭니다. 그래서 혈당수치가 빠르게 올라가게 되는데, 이렇게 되면 혈당수치를 내리기 위해 인슐린이 과다 분비되며 인슐린이 분비되어 혈당수치를 떨어뜨리면 신체는 스트레스 호르몬이 분비되어 다시 혈당수치를 회복하려고 노력합니다.

이렇게 과도한 인슐린 분비와 스트레스 호르몬의 분비가 반복되는 것을 '설탕의 롤러코스터현상'이라 하는데, 이 현상이 지속되면 만성 저혈당 상태가 오게 됩니다.

- 집중력이 떨어진다.

뇌는 오로지 포도당만을 에너지로 사용하는데 빨리 소화되어 없어지는 단순 당질은 두뇌 회전을 위한 안정적인 연료 공급이 되지 않기 때문에 뇌 기능이 정상적으로 수행되지 않고, 심리적으로 불안해지고 초조해지며, 주의가 산만해지고 집중력이 떨어집니다.

- 면역력을 떨어뜨린다.

아이들의 잦은 감기도 이런 설탕 성분의 과다 섭취에서 원인을 찾을 수 있습니다. 토마토의 항암작용 성분인 라이코펜도 설탕과 함께 먹으면 효과가 떨어진다는 연구 결과도 있습니다.

- 당뇨가 온다.

인슐린이 과다 분비되는 설탕의 '롤러코스터현상'이 반복되면 췌장이 제 기능을 못하게 되며 이 경우 인슐린 분비가 제대로 되지 않아 당뇨로 이어집니다.

14 | 당뇨병 예방과 탈출을 위한 식이요법 원칙은?

당뇨병을 예방하고 치료하고 탈출하는 데 가장 중요한 식이요법의 원칙을 알려드립니다.

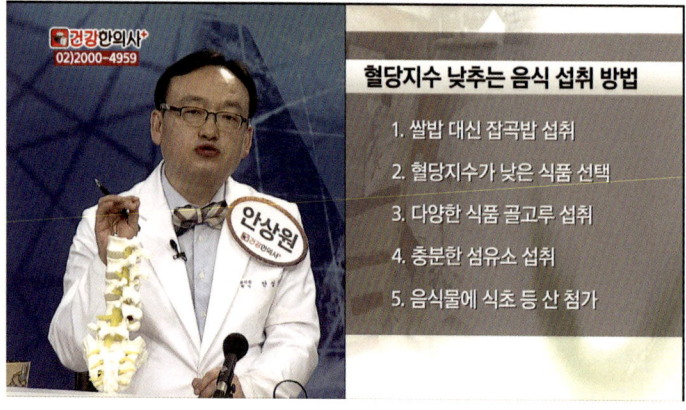

당뇨병 환자 식이요법 원칙 (출처: 매일경제TV 〈건강한의사〉)

- 혈당 지수(GI 지수)가 낮은 음식
  식사 후 급격하게 혈당을 상승시키는 음식은 고혈당에 매
  우 위험합니다.

- 체중조절을 해주는 음식
  비만은 인슐린 감수성을 낮춰 혈당조절 능력을 감소시키
  기에 적절한 체중조절이 매우 중요합니다.

- 영양소가 고르게 함유된 음식
  다양한 영양소는 신체기능을 증진시켜 인슐린 호르몬의
  분비, 작용을 도와줍니다.

- 당분, 염분 함유가 적은 음식
  당분은 고혈당 증상을 더욱 악화시키며, 혈액의 점성을 높
  여 혈액순환 능력을 저하시킵니다. 또한 염분은 혈관의 압
  력을 높여 당분과 함께 당뇨병에 만성적인 합병증이 발생
  할 가능성을 높이기에 주의가 필요합니다.

- 편리한 음식
  혈당조절을 위한 식이요법은 먹기에 편리해야 합니다.

15 | 당뇨병 환자용 식품 스마트푸드의 탄생

현재 당뇨병 환자가 전 세계적으로 4억 2천만 명에 달하는 것으로 추정되며 해마다 당뇨병 환자의 수가 급증하고 있는 상황에서 당뇨약이나 인슐린 치료만으로는 당뇨병을 극복할 수 없습니다. 지난 20여 년간 당뇨병을 연구해오면서 현대의학의 당뇨약과 인슐린 주사 이외에 당뇨병 극복의 핵심이라고 할 수 있는 효과적인 당뇨 극복 식이요법을 위하여 당뇨병 환자용 식품 개발에 노력해왔습니다.

"어떤 것을 먹을 것이냐"에 관한 것입니다. 시중에 보면 당뇨병 환자들이 마음 놓고 사먹을 만한 게 별로 없습니다. 설탕, 소금, 흰 쌀, 밀가루, 식품첨가물 등은 당뇨병 환자에게 해롭기 때문에 소금 및 설탕 등 당뇨병 환자들에게 해로운 성분을 첨가하지 않고 당뇨병 개선에 좋은 성분으로 간편하게 먹을 수 있는 식사대용식이나 간식이 필요한 상황이었습니다.

- 당뇨병 환자들에게는 식사 후에 혈당이 오르는 식사 대신

당뇨식사대용식을 먹어 식후혈당이 오르지 않게 해줌으로써 혈당개선에 큰 도움을 줄 수 있는 식품

- 당뇨 전단계에 있는 분들이나 당뇨 초기환자들의 경우 먹는 것을 바꾸어줌으로써 당뇨병이 악화되는 것을 막을 수 있는 식품

- 당뇨합병증 환자는 당뇨병성 족부궤양, 당뇨병성 망막증, 당뇨병성 신증, 당뇨병성 신경증이 큰 문제가 되며, 당뇨합병증의 원인은 혈관염으로 염증에 의해 혈관이 망가지는 것이기에 염증에 좋은 당뇨병 환자용 식품을 통하여 당뇨병을 개선하고 당뇨합병증을 예방하는 데 효과적인 식품

장기간 먹어도 부작용이 없으며 염증개선과 혈당개선에 좋은 식품들을 찾아 효과적인 배합비율을 연구하여 특허출원하고 특허를 받은 당뇨병 환자용 식품이 바로 스마트푸드입니다.

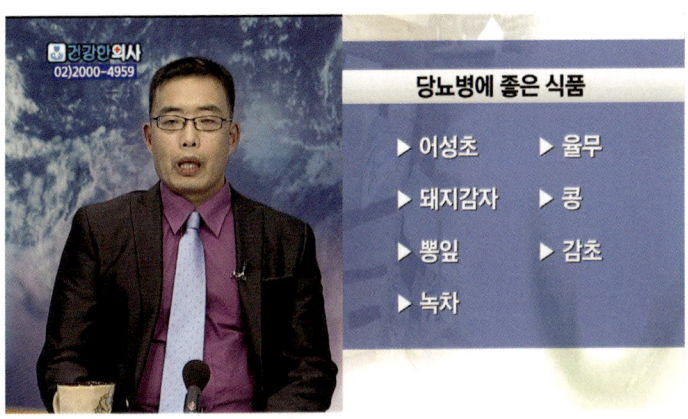

당뇨에 좋은 식품: 스마트푸드 (출처: 매일경제TV 〈건강한의사〉)

스마트푸드를 구성하고 있는 식품들과 그 효능을 알려드립니다.

1) 어성초

어성초는 우수한 해독작용 및 항염증 작용을 하는 것으로 알려져 있으며, 혈액을 맑게 하는 작용을 합니다. 어성초에 함유되어 있는 이소퀘르시트린 및 퀘르시트린은 모세혈관을 확장시켜 혈액운반 작용을 촉진함으로써 혈액순환 및 신진대사를 활발하게 하여 혈액을 맑게 하고 독소를 제거합니다.

2) 돼지감자

돼지감자는 비소화성 식이섬유인 이눌린을 콜로이드상으로 다량 함유하고 있습니다. 이눌린은 이눌라아제라는 효소에 의해서 가수분해되는데, 인체 내에서는 이눌라아제가 분비되지 않기 때문에 체내에서 가수분해되지 않아 체내 흡수되지 못하고 대부분 체외로 배출됩니다. 돼지감자는 칼로리는 매우 낮으면서 공복감을 충분히 해소시켜주는 식이섬유로 체중조절 식품으로 활용도가 높습니다.

3) 녹차

녹차는 카테킨, 카페인, 비타민 C, 유리아미노산, 폴리페놀 등을 함유하고 있는 칼로리 제로에 가까운 식품입니다. 녹차의

카테킨은 항산화 기능 및 노화억제 기능이 우수하며, 당질의 소화흡수를 지연시켜 급격한 혈당상승을 억제하는 작용을 하고, 콜레스테롤이나 중성지질의 축적을 억제하여 당뇨병에 수반되는 심혈관계 질환 예방효과를 가지고 있습니다.

4) 뽕잎

뽕잎은 식물 중 콩 다음으로 단백질을 많이 함유하고 있는 고단백 식품으로 칼슘과 철분을 비롯한 50여 종 이상의 미네랄을 풍부하게 함유하고 있습니다. 또한 항산화 성분인 폴리페놀을 풍부하게 함유하여 항산화 작용이 우수하고, 데옥시노지리마이신이라는 당분해효소 저해물질이 들어 있어서 식후 급격한 혈당상승을 억제해주며 식이섬유를 많이 함유하고 있어서 배변기능을 활성화시키고, 위와 장에서 당이 소화되는 속도를 늦춰주는 효과를 가지고 있습니다.

5) 감초

감초는 몸의 염증을 없애주고, 해독작용을 하는 것으로 알려져 있으며, 위내 산도를 낮추어 위액 분비를 억제하고, 위궤양이나 십이지장궤양 등 궤양의 형성을 억제하는 작용을 합니다.

- 콜레스테롤저하 작용을 하여 동맥경화 예방효과가 있습니다.
- 글리시리진(glycyrrhizin) 성분은 간경변의 진행을 억제하고, 간조직 손상을 막아주어 간기능을 보호하는 작용을 하며,

간에서 일어나는 혈당의 저장과 소모 기작을 촉진시켜 간 기능을 강화 및 회복시키는 효과가 있습니다.

- 감초에 함유되어 있는 플라보노이드 오일 성분은 항산화 성분을 다량 함유하고 있어서 체지방 제거를 촉진할 뿐만 아니라 체중조절에도 상당히 도움을 주는 것으로 알려져 있습니다.

6) 율무

율무는 전분, 단백질, 지방을 주요 성분으로 하며, 항염증 작용을 하는 코익세놀라이드(항종양물질로 알려졌고, 혈압강하, 혈당강하 작용에도 관여하는 것으로 알려짐)를 함유하고 있습니다.

- 율무 속에 들어 있는 루신(Leucine)이나 티로신(Tyrosine) 이란 물질은 암 발생 억제효과가 있고 루신은 혈액 속의 헤모글로빈을 구성하는 중요한 요소이기도 하고, 티로신 역시 노인성 치매를 치료해주는 성분이기도 하여 그 가치가 더욱 높습니다.
- 율무에는 장 기능을 활성화시키는 식물성 섬유질과 체내의 불필요한 단백질·지방·콜레스테롤·종양을 분해시키는 효소가 풍부하며, 율무 속의 식이섬유는 장의 기능을 높이는 식이섬유인 덱스트린을 2.5퍼센트 이상 함유하고 있으며, 이뇨성분도 강해 다이어트 효과도 높은 식품입니다.

7) 콩

콩에는 단백질과 식이섬유가 풍부하고 레시틴, 사포닌, 이소플라본 등 혈액을 맑게 해주는 성분이 다량 함유되어 있습니다.

- 레시틴은 혈관에 LDL콜레스테롤 축적을 막아주고, 체내에 유리지방산의 생성을 억제하거나 감소시킵니다.
- 사포닌은 불포화지방산의 산화를 방지합니다.
- 이소플라본은 여성호르몬인 에스트로겐과 유사한 작용을 하고, 혈액 속에 함유된 불필요한 중성지방이 혈관에 침착되는 것을 막아줍니다.
- 식물성 단백질을 약 42% 중량을 함유하여 육류를 대신할 수 있는 고단백 공급원이면서 공복감을 줄여주고 포만감을 높여주며, 단백질 함량 대비 칼로리가 낮아 체중조절용 식품으로 효과적입니다.
- 콩에는 육류식품에 함유되어 있지 않은 혈액 내에 용해되는 가용성 식이섬유질을 함유하고 있고, 탄수화물, 지방, 미네랄, 비타민을 모두 함유하고 있어서 6대 영양학적 생리물질이 골고루 분포되어 있습니다.
- 콩의 지방성분에는 3대 필수 지방산인 리놀산, 리놀레인산, 아라키돈산이 포함되어 있으며, 이들은 프로스타글란딘의 기초물질로 혈관의 확장, 독맥압 저하, 과잉콜레스테롤 합성억제, 염증억제, T-림프구 활성화, 이상세포 증식억제, 혈소판 응집억제, 체내 지방 대사촉진, 위액분비 과잉억제, 장기근육 경화현상억제, 노화방지 등 체내 여러 작용을 조

절하는 중요한 물질입니다.

- 콩에는 비타민 B, 비타민 E, 비타민 A, 비타민 K 등이 함유되어 있고, 칼슘, 인산, 망간 등의 미네랄 성분이 함유되어 있습니다.

- 콩에 함유되어 있는 항산화 성분은 활성산소를 제거하고, 혈액순환을 원활하게 하며, 콜레스테롤 수치를 낮추는 작용을 합니다.

물론 당뇨병을 예방, 극복하기 위하여 상기 7가지 식품을 평상시 꾸준히 복용하는 것도 좋은 방법입니다. 그러나 매일 재료를 구입하고 요리하는 과정이 번거로워 작심 3일인 당뇨병 환자분들을 많이 보아 왔기에 보다 편하고, 보다 쉽게 당뇨병 환자용 식품을 섭취할 수 있게 특허를 받고 제품화한 것이 바로 당뇨병 환자용 식품인 "스마트푸드"입니다.

16 | 마늘은 당뇨병 개선의 명약이며, 당뇨합병증도 예방한다

마늘은 냄새를 제외하고 100가지 이로움을 준다는 의미에서 '일해백리(日害百利)' 식품으로 불리며 『단군신화』에 곰이 100일 동안 마늘과 쑥을 먹고 사람이 되는 이야기처럼 한국의 식문화와 건강을 책임지는 완전식품입니다.

2002년 미국 『타임』지가 선정한 10대 건강식품인 마늘은 다음과 같은 효과가 있습니다.

1) 당뇨병 식이요법에 효과적

마늘은 혈당을 떨어뜨리는 데 도움이 되는데, 마늘의 알리신 성분이 체내 비타민B6와 결합하여 췌장세포 기능을 활성화시키기 때문입니다. 즉 미세 염증, 만성 염증으로 췌장의 인슐린 분비 기능이 저하되어 발생하는 당뇨병을 예방하며 췌장의 정상기능을 회복시키는 매우 효과적인 식품입니다.

2) 마늘은 당뇨합병증을 예방

마늘은 고지혈증, 동맥경화, 고혈압 등 혈관질환 치료에 도움이 될 수 있습니다. 혈중 콜레스테롤과 중성지질 농도를 감소시키며 혈액순환을 개선시키는 연구는 매우 많습니다. 마늘을 이용한 임상시험 결과를 보면 마늘분말을 4~16주간 먹은 사람의 LDL콜레스테롤 수치가 11~26%로 낮아졌으며, 또 다양한 영양물질을 함유하고 있고, 간에서 지방을 만드는 효소 활동을 막아 콜레스테롤 합성을 저해하는 작용을 합니다. 특히 마늘이 가지고 있는 소염작용은 췌장의 만성 염증을 개선시키며 당뇨합병증의 원인인 혈관염을 예방하는 효과가 있어 당뇨병 환자들에게 뛰어난 건강식품입니다.

이외에도 강력한 항균작용으로 식중독균, 위염 유발균 등에 항균효과가 있으며 마늘 성분 중 유기성 게르마늄, 셀레늄 등이 암 억제와 예방에 기여하는 효과까지 있어 완전식품이라고 할 수 있습니다.

그러나 마늘은 생으로 먹으면 매운맛을 내는 알리신 성분이 위장을 자극하기 때문에 위가 약한 사람(특히 소음인)은 공복에 생마늘을 과량 섭취하는 것은 피하는 것이 좋습니다.

그러나 최근에는 완전식품 마늘이 가진 단점을 보완하고 효능은 극대화시키기 위하여 흑마늘, 마늘진액, 마늘절편 등이 개발되어 출시되고 있습니다.

흑마늘은 생마늘을 열처리하고 숙성시켜 만들어낸 것으로

생마늘의 매운맛과 자극이 없고, 단맛과 새콤한 맛이 강하여 생마늘을 복용하기 어려운 사람들에게 더욱 효과적입니다. 또한 흑마늘은 생마늘에 비해 페놀화합물과 플라보노이드 함량이 높습니다.

또한 흑마늘 농축액은 체내 흡수가 빠르다는 장점이 있으며 흑마늘 절편은 간식용으로 섭취하실 수 있습니다.

최근에는 마늘을 분말화하는 기술이 개발되어 타블렛 형태로도 만들어내고 있으며 타블렛 형태의 제품은 휴대와 복용이 간편하여 일본 및 전 세계로 수출되고 있습니다.

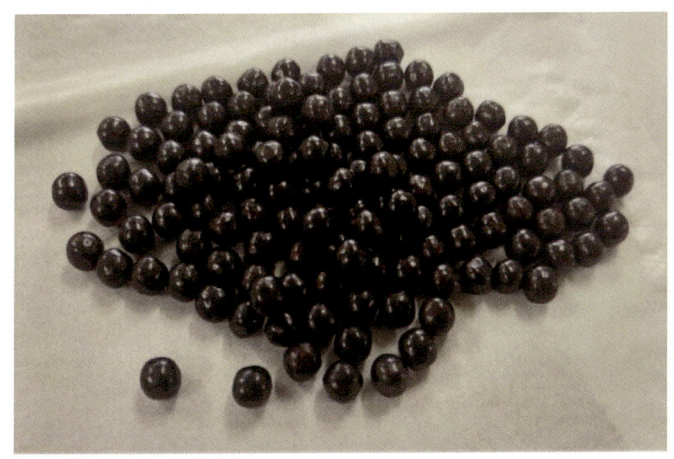

흑마늘환

17 | 당뇨병 환자용
마늘 타블렛(정제)의 탄생

당뇨병에 식이요법의 중요성은 아무리 강조해도 지나침이 없습니다. 그러나 당뇨병에 좋은 식품이라도 매일 꾸준하게 섭취하는 것이 중요합니다. 식품의 선정과 구입, 조리방법이 불편하게 되면 1~2달 섭취하다 포기하는 경우들이 많으며 이는 당뇨병 식이요법의 실패로 이어집니다.

이러한 문제를 해결하기 위해 탄생한 또 하나의 식품이 바로 당뇨병 환자용 마늘 타블렛(정제)입니다. 휴대가 간편하고 마늘 용량 조절이 용이하여 당뇨병 환자용 식품으로 적합합니다.

특히 2007년 설립된 남해군 흑마늘은 100% 남해군에서 생산되는 국내산 마늘을 이용, 특허 받은 쑥 훈증 기술과 편백나무 숙성공정을 거쳐 흑마늘을 생산하고 있습니다. 나아가 인공 첨가물을 전혀 사용하지 않아 일반인들의 건강에도 효과적입니다.

또한 마늘분말, 흑마늘 절편, 흑마늘 진액 등 현대인들이 쉽게 섭취할 수 있는 다양한 제품들을 생산하며, 일본 및 전 세계에 수출하고 있습니다.

여기에 마늘 및 흑마늘을 숙성, 분말화, 타블렛(정제)화하여, 당뇨병 환자와 당뇨합병증 환자들이 매일 간편하게, 냄새와 위장 자극 없이 효과적으로 복용할 수 있는 길을 만들었습니다.

　마늘과 흑마늘을 이용한 연구 논문 "제2형 당뇨병 동물 모델에서 고혈당증과 이상지질혈증에 대한 마늘과 숙성 흑마늘의 효과"에 따르면, 마늘 식이군의 공복혈당, 당화혈색소 수치가 유의미하게 감소하였고, 인슐린 수치는 현저한 증가를 보였으며, 숙성 흑마늘 섭취는 인슐린 저항 HOMA 지표와 혈당을 현저하게 감소시키는 경향이 있었습니다. 또한 숙성 흑마늘은 혈청 총 콜레스테롤과 중성지방을 줄이고, HDL콜레스테롤 수치를 낮추었습니다. 즉 마늘은 혈당저하와 콜레스테롤을 낮추고, 숙성 흑마늘은 인슐린 민감성과 이상지질혈증을 개선한다는 효과를 밝혀냈습니다.

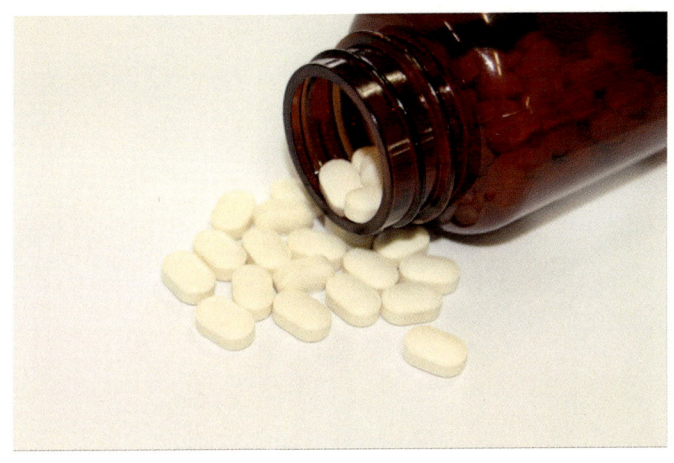

마늘 타블렛(정제)

18 | 당뇨병은 치료보다 예방이 중요하다?

한의학의 경전이라 불리는 황제내경에서는 "훌륭한 의사는 이미 질병에 걸린 사람을 치료하기보다는 미병 상태를 치료한 다"라는 문구가 있습니다.

현대의학의 문제점 중 하나가 바로 질병 치료에만 중점을 두고, 질병의 예방에는 소홀히 하는 것입니다. 당뇨병으로 진단이 되면 당뇨약이나 인슐린 주사만을 처방하는 방법으로는 당뇨병을 완치시키지 못합니다.

그러므로 인슐린을 분비하는 췌장의 세포들이 염증으로 파괴되지 않게 예방하는 방법이 매우 중요합니다.

또한 당뇨병 초기에 당뇨약을 먹지 않고 식이요법과 운동, 한의학적인 치료를 받으면 정상으로 돌아갈 수 있는 사람들도 당뇨약을 먹으면 그때부터 당뇨병 환자가 됩니다.

일단 당뇨약을 먹기 시작하면 평생 당뇨약을 먹어야 하고 계속 췌장이 망가지게 됩니다.

췌장이 망가지는 상황에서는 당뇨병을 완치시켜줄 수가 없습니다.

당뇨병을 예방하기 위해서는 중요한 몇 가지 규칙이 있습니다.

1) 체중조절

비만은 몸 안에 염증 반응을 일으키며 장기적인 만성 염증은 췌장에 영향을 미쳐 인슐린을 분비하는 췌도의 기능을 저하시키며 당뇨병을 발병시킬 수 있습니다. 평상시 적극적인 체중조절이 매우 중요합니다.

2) 가족력

대부분의 질병 발생에 가족력 즉 유전적인 원인은 매우 중요합니다. 특히 부모님이나 형제들 중 이미 당뇨병 환자가 있다면 평상시 규칙적인 혈당체크와 식이요법, 운동, 그리고 적절한 체중조절이 매우 중요합니다.

3) 식이요법

당뇨병을 예방하는 방법 중 식이요법은 아무리 강조해도 지나침이 없습니다. 설탕, 밀가루 음식, 인스턴트 음식은 가능한 피하고 GI 지수가 낮은 식품들 위주로 식사하는 식이요법이 가장 중요합니다. 또한 당뇨병 환자용 식품으로 특허받고 허가받은 스마트푸드의 주요 성분인 콩, 율무, 뽕잎, 돼지감자, 어성초, 녹차 등의 식품을 평상시 자주 섭취하는 것도 좋은 예방법입니다.

4) 규칙적인 운동

혈당을 내리는 가장 효과적인 방법이 바로 운동입니다. 갑작스러운 무리한 운동보다는 식사 후 30분, 30분~1시간가량 꾸준히 운동하는 것이 효과적입니다. 당뇨약이나 인슐린 주사를 통한 강제적인 혈당강하 방법은 췌장의 기능을 저하시키고 당뇨병을 악화시키는 요인으로 작용할 수 있습니다.

5) 당뇨병 초기 진단을 받았다면 당뇨약 복용은 피하자?

당뇨병 초기 진단을 받고 조기에 당뇨약을 복용하기 시작하였다면 이미 당신은 당뇨병 환자가 되는 것이며 평생 당뇨약을 복용해야 하고 시간이 흐르면서 당뇨약은 점점 용량이 늘어나고 인슐린 주사를 맞는 치료를 받아야 할 수도 있으며 심지어 당뇨합병증도 예방하기 어렵습니다.

결론적으로 당뇨약 복용의 시작은 최대한 식이요법, 운동요법, 한의학적 치료 등으로 시작 시기를 늦추는 것이 좋으며 초기 당뇨병은 이러한 노력으로 완치도 가능합니다.

19 | 당뇨약이 당뇨병을 악화시킨다?

우리는 당뇨약이 당뇨병을 악화시킨다고 주장합니다. 이는 현대의학을 부정하거나 당뇨약의 효과를 폄하하려는 목적은 아닙니다. 다만 당뇨약이 당뇨의 치료제라는 인식과 당뇨약을 복용하면 안심할 수 있다는 잘못된 상식에 경종을 울리고자 하는 목적입니다.

검사상 혈당이 올라가면 양방에서는 당뇨약을 줍니다. 시간이 지날수록 당뇨병은 더 악화되고 더 강력한 약으로 바꾸게 되며 하루에 한 번 먹던 약을 두 번으로 늘리게 되고, 약으로 혈당조절이 안 되면 인슐린 주사를 맞게 됩니다. 인슐린 주사를 맞으면 당뇨합병증이 더 심해지고 결국 당뇨합병증으로 남은 인생을 투병하거나 저혈당 쇼크로 인한 사망에 이르게 되는 경우들이 많습니다.

결국 당뇨 초기에 성급한 당뇨약 복용이 인슐린을 분비하는 췌장의 기능을 저하시켜 당뇨병을 악화시킬 수 있다는 사실입니다.

성급한 당뇨약 복용보다는 당뇨약이 당뇨병을 치료하지 못한다는 정보를 제공해주고 초기부터 적극적인 식이요법과 운동요법, 체중조절과 한의학적 치료로 췌장의 기능을 되살려 당뇨약 복용 시기를 최대한 늦추는 것이 효과적인 방법입니다.

물론 이러한 노력을 1~2년 지속하여도 여러 가지 원인에 의해 혈당이 조절되지 않는다면 그때부터는 당뇨약을 최소량으로 복용하면서 췌장의 기능을 살리는 노력을 병행해야 합니다.

즉 당뇨 초기와 당뇨 전단계에서 췌장의 염증을 치료하고 기능을 회복시키는 노력은 당뇨약 복용보다 더 중요하며 효과적인 것입니다.

성급한 당뇨약 복용으로 식사 후 혈당상승 ▶ 당뇨약 복용 혈당의 급격한 하강 ▶ 다시 식사 후 혈당상승으로 이어지는 혈당의 롤러코스터현상은 췌장의 정상기능을 점차적으로 망가뜨려 인슐린 주사 치료나 당뇨합병증, 저혈당 쇼크사망 등을 유발시킬 수 있는 것입니다.

20 │ 당뇨병보다 더 무서운 당뇨합병증

당뇨병을 오래 앓으신 분들은 필연적으로 신경장애(neuropathy) 와 혈액순환장애(angiopathy)가 동반됩니다. 고혈당으로 인한 염증이 전신의 미세혈관을 서서히 망가지게 만들며 이런 미세 혈관의 병은 저혈류량, 저산소증, 염증반응 촉진, 말초신경장애 를 동반하며 당뇨합병증을 발생시킵니다.

혈당은 모세혈관벽을 약화시키고 작은 혈관을 막히게 하며, 눈에 생긴 출혈은 망막을 파괴하고, 혈액순환장애는 발·다리 에 궤양을 유발해 절단만이 유일한 해결책인 상황까지 갈 수 있습니다. 이로 인한 심장병 발병률도 높아집니다.

당뇨합병증으로는 당뇨병성 족부궤양 외에도 당뇨병성 망막 증, 당뇨병성 신증, 당뇨병성 신경증이 대표적이며 그 외에도 당뇨병은 우리 신체에 큰 문제를 일으키게 됩니다. 또한 당뇨 합병증은 일단 발병하면 치료가 매우 어렵습니다.

1) 인슐린 주사나 당뇨약은 당뇨합병증을 막지 못한다

당뇨병이 진행되면서 당뇨약이나 인슐린 주사를 사용하는 경우 당뇨병이 완치되지 못하는 것을 우리는 목격합니다. 국민건강보험공단 발표에 따르면 최근 5년간(2008~2012년) 당뇨병 환자 중 절반 이상이 당뇨합병증으로 진료받은 것으로 밝혀졌습니다.

주요 당뇨합병증에는 ▲신경병증을 동반한 당뇨병(30만 명 이상) ▲눈(망막병증, 백내장 등) 합병증(30만 명 이상) ▲말초순환장애(말초혈관 및 순환기계 등) 합병증(25만 명 이상) ▲다발성(궤양 및 괴저 등) 합병증(11만 명 이상) ▲신장 합병증(10만 명 이상)입니다.

이렇게 빠른 속도로 당뇨합병증 환자가 늘어나고 있다는 사실은 당뇨병 조기 검진과 당뇨약 투여가 당뇨합병증을 예방하지 못하고 있다는 증거이며 당뇨합병증의 예방과 치료를 위해선 더욱 전문적인 식이요법이 필요한 실정입니다.

* 당뇨병성 족부질환

당뇨병을 오래 앓으신 분들은 필연적으로 신경과 혈액순환 장애가 동반됩니다. 신경이 서서히 파괴되어 당뇨병성 신경증이 발생하고, 혈관도 점점 막히게 되어 발이 썩게 됩니다. 이런 상태에서 발에 상처가 나면 쉽게 감염으로 진행이 되고 잘 치료가 되지 않아 급속히 진행하면서 절단에 이르게 됩니다. 특히,

- 10년 이상 당뇨를 앓은 사람
- 술을 마시거나 담배를 태우는 분
- 혈당조절이 안 되는 사람들에게 많이 발병합니다.

신경장애로 인한 이상감각이 가장 먼저 나타나는데 가장 초기 증상은 발이 시리고 저리고 화끈화끈한 증상입니다. 좀 더 진행하면 발에 무언가 붙어 있는 듯한 느낌이나 발을 밟을 때 마치 왕모래나 구슬 위를 걷는 느낌 등 다양한 이상감각을 호소하게 되고 이러한 이상감각과 통증으로 인해 불면증에 시달리는 분들이 많습니다. 완전히 신경이 파괴되면 발의 감각이 둔해지는데, 이렇게 되면 발에 쉽게 상처가 나고, 다치거나 고름이 잡혀도 본인은 아픈지 모르게 되고 상처가 커지고 심해져야 깨닫게 됩니다.

당뇨병을 가진 환자의 약 15% 정도가 일생 동안 한 번의 발 궤양을 앓으며, 그중 1~3% 정도는 다리를 일부 절단하는 수술을 받게 되어 삶의 질을 떨어뜨리는 중요한 원인이 됩니다. 당뇨병으로 인한 발 궤양을 한 번 앓고 나면 재발하는 경우가 흔해 1년 이내에 약 30%의 환자가 재발을 경험합니다.

* 당뇨병성 눈 합병증

매년 30만 명 이상이 진료받고 있는 당뇨병의 대표적인 합병증인 눈 질환은 크게 망막병증, 백내장, 녹내장입니다.

- 망막병증

  비증식형 망막증: 시력을 조금씩 감소시키는 경한 망막병
  증입니다.

  증식형 망막병증: 새로운 혈관이 망막 내외 및 주변에 생
  성된 것으로 좀 더 심각한 증상이며 시력상실로 발전할 수
  있습니다.

- 백내장

  당뇨병 환자들은 초기에 백내장으로 발전될 위험성이 있
  으며 안구 위의 수정체가 혼탁해지는 현상으로 수정체 안
  의 조직이 두꺼워지는 것이 원인입니다.

- 녹내장

  당뇨병 환자들은 이른 나이에 녹내장이 발전될 위험성이
  있으며 안구 내 압력증가에 의해 유발되고 시간이 지남에
  따라 시신경을 손상시킵니다.

2) 당뇨합병증을 예방하기 위한 식이요법은?

당뇨합병증을 예방하기 위해서는 평소에,

- 혈당조절
- 만성 염증 예방

을 위한 '저열량, 저혈당, 저지방, 항염증' 식이요법이 필수
적입니다.

21 | 당뇨병 환자의 사망공식은?

당뇨병 환자에게는 사망공식이 있습니다. 즉 당뇨 초기에 당뇨약을 복용하면 시간이 지날수록 췌장의 정상적인 인슐린 생산 기능이 저하되면서 계속 더 강한 당뇨약을 먹게 되고 당뇨약의 효과가 약해지면 인슐린 주사를 맞게 됩니다.

결국은 당뇨합병증이나 저혈당 쇼크로 사망하는 경우가 많게 됩니다.

95% 이상의 당뇨병 환자분들이 이 같은 코스를 겪게 되어 이를 "당뇨병 사망공식"이라고 부릅니다.

일반인들은 당뇨약을 먹는 것에 대해 아무런 위험성을 인지하지 못하는 경우가 많으며 심지어는 당뇨약을 복용하면 당뇨병이 치료되는 줄 아는 경우들도 많습니다.

대부분의 양방 의사선생님들은 당뇨약과 인슐린 주사를 맹신하고 환자들에게 다른 대안이 없다고 합니다.

맛있는 음식을 먹고 싶은 때에 먹고 싶은 대로 먹고 당뇨약을 먹으면 수치는 정상으로 보이지만 눈에 보이지 않는 췌장은 망가지게 됩니다. 췌장이 망가지면 당뇨병은 완치될 수 없습니다. 최근에는 당뇨 전단계인 내당능장애 환자가 급증을 하고 있습니다. 내당능장애는 운동과 식이요법으로 충분히 치료를 할 수 있으나 양방의료계에서는 내당능장애인 분들에게도 당뇨약을 먹으라고 합니다.

이때 당뇨약을 먹기 시작하면 평생 당뇨약이나 인슐린을 사용하게 됩니다. 세월이 흐를수록 당뇨약의 용량은 늘어날 것이며 인슐린 주사를 맞아야 하는 경우도 발생하고 당뇨합병증이 찾아오며 노년기에는 저혈당 쇼크로 사망에 이르는 경우들도 많이 발생합니다.

22 | 당뇨병 사망공식을 깨뜨리자!

　　1921년 이전에는 당뇨병으로 인해 죽은 사람들은 다리의 상처 즉 족부궤양으로 죽은 경우가 많았으며 과거에는 외과에서 다리를 절단하거나 치료를 받는 분들이 많았습니다.

　　혈당을 내려주는 약이 없어서 고혈당 상태에서 죽어가는 사람들이 많았습니다. 그때는 식이요법이 최고의 치료였고 혈당을 올리지 않는 곡식들로 맛없는 죽을 만들어서 먹었습니다.

　　지금도 당뇨병은 혈당관리가 문제인 병으로 알려져 있고 혈당관리만 잘하면 문제가 되지 않는 병으로 생각합니다. 그러나 이 부분에 중대한 문제점이 있습니다.

　　2017년 현재에도 당뇨병 치료제나 인슐린 주사가 당뇨병을 완치해주지 못한다는 사실을 서양의학에서는 인정하고 있습니다.

　　왜일까요?

　　강제로 혈당을 끌어내리는 과정에서 췌장에 부담을 주게 되고 혈당의 롤러코스터현상이 반복되면서 결국 췌장의 정상기능이 저하되고 망가지기 때문입니다.

췌장을 보호하기 위해서 무엇을 해야 할까요? 처음부터 혈당을 올리지 않고 췌장에 생기는 미세 염증을 막아주는 식이요법과 운동이 대안입니다.

췌장 이식이나 췌도 이식처럼 인슐린을 분비하는 세포들을 이식해주는 것이 당뇨병을 완치할 수 있는 방법이지만 인슐린을 분비하는 세포들이 파괴되지 않도록 미리 막는 것이 더 중요하지 않을까요? 예방이 치료보다 더 중요합니다!

당뇨약을 복용하기 시작하면 당뇨병 환자의 95% 이상이 당뇨병의 사망공식을 따르는 상황에서 어떻게 하면 당뇨병에서 벗어날 수 있을까요?

처음부터 당뇨약을 먹지 않고 운동과 식이요법에 충실했다면 정상으로 회복될 수 있는 분들도 당뇨약을 먹기 시작하면 당뇨병의 사망공식에 빠지게 됩니다.

혈당조절만으로는 당뇨병을 완치할 수 없는 이유는 당뇨병의 정의가 잘못되어 있기 때문입니다.

당뇨병은 염증에 의해 인슐린을 분비하는 췌장의 세포들이 파괴되어 생기는 병입니다. 당뇨병이 진행되면 혈관에 염증이 생기게 되고 혈관염이 당뇨합병증의 원인이 됩니다. 당뇨합병증과 당뇨병을 치료하기 위해서는 새로운 염증치료제가 필요합니다. 기존의 염증치료제들은 당뇨병을 더 악화시키기 때문이죠. 장기간 복용해도 부작용이 없고 당뇨합병증과 당뇨병에 효과가 있는 새로운 염증치료제가 필요합니다.

또한 당뇨병 환자들 중 85%는 비만에서부터 당뇨병으로 이어집니다. 비만이 왔을 때 식이요법과 운동을 하면 당뇨예방이 가능합니다. 꼭 당뇨가 심해졌을 때 치료를 해야 할까요? 그 전에 막을 수 있습니다.

지난 삼십 년 동안 당뇨약을 먹는 사람들의 수가 누적이 된 결과 당뇨병 환자가 급증하는 것처럼 보이게 되고 당뇨약을 먹는 기준이 되는 혈당수치를 계속 내린 결과 더 많은 당뇨병 환자들이 생기게 된 것입니다. 이제는 당뇨 전단계에 있는 사람들까지 당뇨약을 먹으라고 권하는 상황에서 누군가는 진실을 얘기해야 한다고 생각합니다.

당뇨병 환자의 상당수는 당뇨약을 먹지 않고 식이요법과 운동을 통해 정상으로 돌아갈 수 있는 사람들이었다는 것을 아시는지요?

당뇨약이 당뇨병 환자를 만들어왔다는 것을 누가 의심이나 했을까요?

당뇨약에 대한 맹신이 평생 당뇨약을 먹게 되고 인슐린 주사를 맞게 합니다.

운동과 식이요법이 당뇨병의 사망공식을 깨는 유일한 길입니다.

- 지금 밖에 나가서 운동을 즐기세요.
- 그리고 당뇨병에 좋은 음식들만 선택하여 섭취하세요.
- 다양한 한의학적 치료를 시작해보세요.

당뇨병 사망공식을 깨뜨릴 수 있습니다.

23 | 당뇨병, 한의학으로 치료한다

　　한의학을 전공하고 한의학적 이론과 치료법으로 환자를 진
료하는 입장에서 수천 년 된 경험과 지식으로 이어져 내려오는
훌륭한 한약과 다양한 치료법들이 현대의학의 부족함을 채우
고 단점을 보완하여 당뇨병 치료에도 뛰어난 효과를 발휘한다
는 사실을 널리 알리고 싶은 마음입니다.

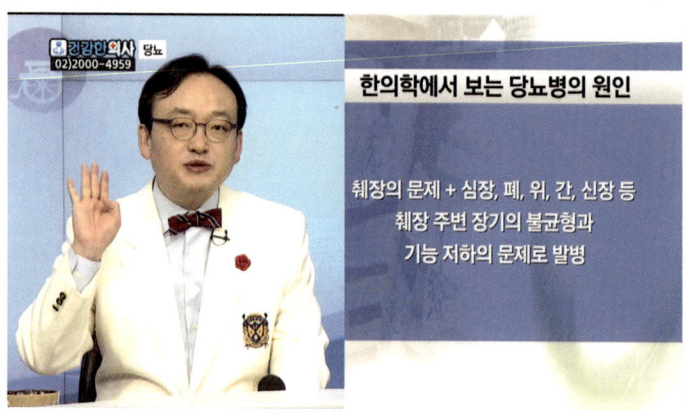

한의학적 당뇨병 원인 (출처: 매일경제TV 〈건강한의사〉)

한의학이 당뇨병 치료에 만병통치는 절대 될 수 없지만 다음과 같은 부분에서는 훌륭한 보완대체의학이 될 수 있습니다.

1) 당뇨병을 예방할 수 있다

가족 중에 당뇨병 환자가 있다면 유전적으로 당뇨병 발병 확률이 높으며, 비만인 태음인 체질 그리고 상체에 화기운이 많은 소양인 체질도 당뇨병을 조심하여야 합니다.

한의학에서는 다양한 한약을 탕전을 통한 탕약이나 환제를 처방하여 췌장의 기능을 보강하고 췌장세포의 염증을 예방하며 체질을 개선하여 당뇨병을 예방할 수 있습니다.

2) 당뇨병, 체질별 맞춤치료가 가능하다?

국가연구기관인 '한국한의학연구원' 김종열 박사팀과 아주대 의대 조남한 교수팀이 공동연구를 통해 10년간 당뇨발생률을 추적 조사한 결과 체질에 따라 발병률이 다르며 태음인의 당뇨병 발병률이 소음인에 비해 약 79%, 소양인에 비해 약 56% 높다는 사실을 밝혔습니다. 이 연구결과는 당뇨병 관련 국제저널인 『Journal of Diabetes Investigation』 2014년 1월호에 게재돼 국제적으로 인정받았는데 김종열 박사는 "태음인에게 당뇨발병률이 높게 나타난 것은 태음인이 상대적으로 다른 체질에 비해 인슐린 저항성이 높은 경향 때문"이라고 밝혔습니다.

- 소음인 7% 당뇨 발병

- 소양인 8% 당뇨 발병

- 태음인 13% 당뇨 발병

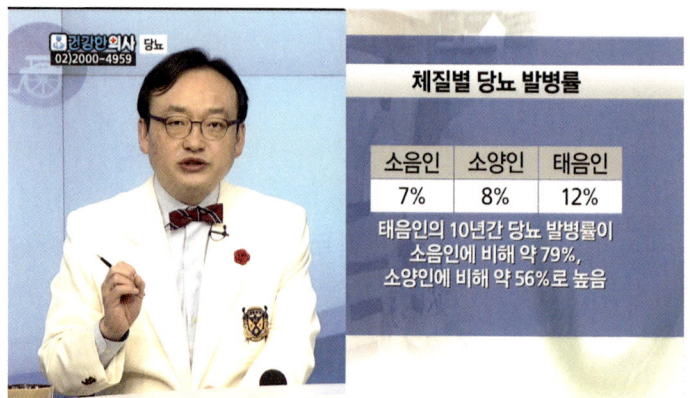

사상체질별 당뇨병 발생률 (출처: 매일경제TV 〈건강한의사〉)

이러한 체질별 당뇨병 발병 비율과 특징에 따라 소음인은 비
위기능을 보강하는 치료가, 소양인은 상체의 화기운을 줄이고
신장의 기능을 개선하는 치료가, 태음인은 과도한 흡수 능력과
비만을 개선하는 치료가 당뇨병 예방 및 치료에 중요합니다.

3) 침, 약침, 봉침, 그리고 다양한 한약재와 당뇨병에 효과적인 한약처방

전통적으로 내려오는 다양한 한의학적 치료법이 당뇨병의
예방과 치료에 효과적으로 기여할 수 있습니다.

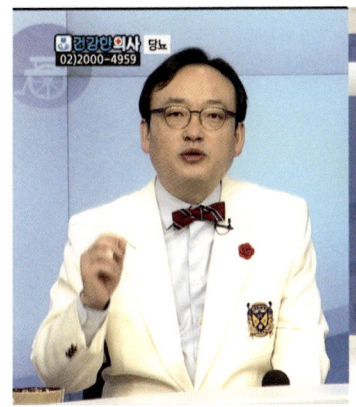

당뇨병의 한의학적 치료법 (출처: 매일경제TV 〈건강한의사〉)

* 침 치료

경락학설에 의거하여 족태음비경의 혈자리에 침 치료를 시행함으로써 췌장의 기능을 개선할 수 있으며 오행침 치료법으로 장부의 상호작용을 조절할 수 있고 국소적인 침 치료법은 당뇨합병증을 관리하는 데 도움을 주며 혈액순환 상태를 호전시킬 수 있습니다.

* 약침 치료

다양한 한약을 약침 제제로 조제하여 경혈에 주입 치료하는 방법으로 한약을 복용하는 방법으로 보다 직접적이고 빠른 효과를 기대할 수 있습니다.

* 봉침 치료

수천 년부터 의료 목적으로 사용해오는 봉독은 강력한 소염 작용과 면역력 증가 효과 그리고 말초혈액순환 개선효과가 있어 당뇨병의 예방 및 치료, 그리고 당뇨합병증 치료에 효과적입니다.

* 다양한 한약재

수만 개의 한약재 중에는 당뇨병을 예방, 치료하는 효과가 뛰어난 한약들이 많으며 당뇨병 환자용 식품인 스마트푸드의 구성 재료들도 대부분 한약재입니다.

* 당뇨병에 효과적인 한약처방

체질별 한약처방, 증상별 한약처방, 췌장 기능 개선 한약처방, 당뇨합병증 치료 한약 처방 등 한약재들로 구성된 효과적인 한약처방이 수백 개나 임상에서 활용 중입니다.

24 | 당뇨병 치료에 효과적인 봉침 치료?

벌독을 이용한 질병 치료는 수천 년 전부터 동서양에서 시행해오는 의료행위입니다. 약 2200여 년 전에 쓰인 마왕퇴의서에는 나무에 고기를 걸어놓으면 벌들이 와서 벌침을 쏘고 벌독이 고기에 흡수되면 그 고기를 통증 부위에 접촉시켜 질병을 치료했다는 기록이 남아 있으며, 서양의 히포크라테스는 봉독을 "신비한 약"이라고 기록하고 있습니다.

기본적으로 봉독은 통증치료, 염증치료, 면역력 강화 분야에서 응용되고 있는 치료제입니다.

과거에는 당뇨병이 인슐린에만 초점이 집중되어 당뇨병에 봉침을 치료용으로 사용할 수 있다는 개념이 미약하였으나 최근에는 당뇨병이 인슐린을 분비하는 췌장의 췌도 내 췌장세포의 만성 염증에 의한 기능저하가 원인이라고 밝혀져 당뇨병의 예방 및 치료 그리고 당뇨합병증 치료에까지 광범위하게 시술되고 있으며 효과를 발휘하고 있습니다.

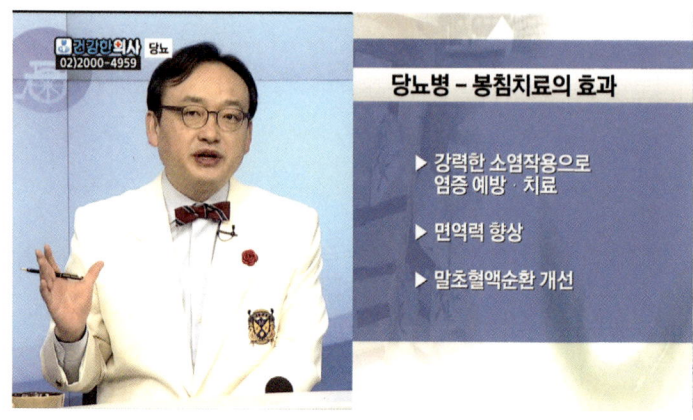

당뇨병 봉침치료 효과 (출처: 매일경제TV 〈건강한의사〉)

* 봉독의 성분과 효과는?

서울대학교 최승윤 교수의 책을 보면 "봉독은 혈액순환을 왕성하게 하고 조혈작용을 하며 강력한 살균효과가 있으며 부신의 아드레날린의 분비를 촉진하고 소염, 진통, 진정작용을 하며 신경을 회복시키고 혈액을 정화하여 병증을 원상으로 복구하는 작용을 한다"고 적고 있습니다.

봉독은 약 40가지 성분으로 크게 폴리펩티드(polypeptides), 효소(enzymes), 생리학적으로 활성화된 아민(physiologially acive amines), 비펩타이드 성분(nonpeptidecomponents) 등으로 구성되어 있습니다.

이러한 성분들 중,

- 강력한 항염효과: 멜라틴, Mast Cell Degranulating Protein (MCDP), Adolapin은 췌장세포의 만성 염증을 치료하는 데 효과적
- 혈액순환 개선효과: 히알루론다제(hyalurondase), 히스타민 (histamine), 파민(dopamine)은 소염작용, 항염작용, 혈액순환 개선작용, 면역력 증가작용으로 당뇨병의 예방 및 치료 그리고 당뇨병합병증 치료에 효과적으로 시행될 수 있습니다.

* 봉침의 당뇨병 시술 방법은?
- 당뇨 전단계: 식이요법과 한약복용 그리고 스마트푸드 섭취와 더불어 2주에 1회 특정 경혈에 봉침을 주입 치료합니다.
- 당뇨병: 식이요법, 운동요법, 한약복용 그리고 스마트푸드 섭취와 더불어 1주에 1회 봉침 치료를 시행하면서 혈당을 체크합니다.
- 당뇨합병증: 문제 부위에 국소적인 봉침 시술과 증상에 맞는 치료한약 복용, 그리고 기본적인 식이요법, 운동요법, 스마트푸드 섭취를 권장합니다.

당뇨치료용 봉침은 알러지 인자를 제거한 안전한 봉독을 사용하기에 위험성을 최소한으로 줄인 봉침액을 시술합니다. 살아 있는 벌을 이용한 시술은 급성 알러지 문제와 벌독의 용량 조절이 안 되는 위험성이 있어 대부분 한의원에서는 시술하지 않고 있습니다.

봉침 치료, 봉독약침 치료가 당뇨병에 효과적이라는 사실을 입증한 논문들을 살펴보면,

- 한국: 비만형 당뇨병 생쥐에서의 췌도염과 인슐린 의존성 당뇨병에 대한 봉독의 효과를 밝히며, 봉독이 인슐린 의존성 당뇨병 동물모델에서 췌도염 및 당뇨발병을 억제시킨다고 보고되었습니다.
- 중국: 중국에서 발표된 봉침을 시술한 2형 당뇨병 환자 81례 논문을 살펴보면, 뇨당이 정상수치로 개선되었으며 87%의 환자들이 현저한 당뇨개선 효과가 보고되었습니다.

25 | 당뇨병에 효과적인 한약재와 한약 처방은?

　　당뇨병에 효과적인 한약재는 아마도 수백 가지 이상일 것 같습니다. 그러나 당뇨병 극복을 위해선 한 가지 한약재를 단방으로 끓여서 복용하는 방식보다는 한의사의 진료를 통해 체질과 증상을 정확히 파악 후 그에 알맞은 단방 한약이나 처방된 한약을 복용하는 것이 더 효과적입니다.

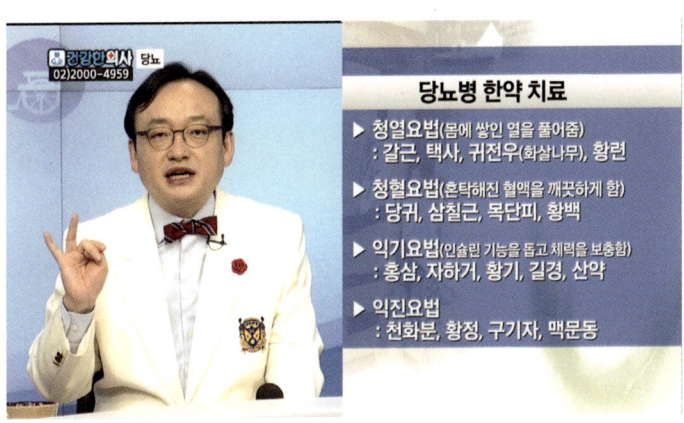

당뇨병 한약치료 (출처: 매일경제TV 〈건강한의사〉)

이번 편에서는 대략적으로 당뇨병에 도움을 줄 수 있는 한약
재들을 소개해봅니다.

1) 보기제

주로 소음인 체질의 당뇨병 환자가 만성 피로와 무기력을 호소
할 때, 면역력 저하 현상이 발생할 때 효과적인 한약재들입니다.

- 인삼, 황기, 하수오, 당삼, 녹용

2) 보음제

당뇨병은 만성 소모성 질환으로 한의학적으로는 진액의 고
갈 현상을 중시하고 있습니다.

- 산약(마), 천화분(한울타리 뿌리), 맥문동, 천문동, 백복령,
  상엽(뽕잎), 마치현(쇠비름), 사삼(더덕), 석곡, 황정, 구기
  자, 수세미, 여주, 숙지황, 오미자, 단삼

3) 청열제

몸 안의 과도한 열기운(화기운)을 식혀주는 한약재입니다.

- 갈근, 황련, 시호, 석고, 죽여, 황금, 지골피

수천 가지의 한약재 중 효과적인 한약을 선택하여 조합을 이

루어 복용시키는 것이 바로 한약처방입니다.

한약처방은 주로 증상에 맞는 처방을 선정하는 병증시치와 체질에 맞는 처방을 선택하는 체질처방으로 크게 분류됩니다.

1) 변증시치 처방

백호탕, 삼두해정탕, 백호가인삼탕, 대시호탕, 팔미지황환, 가미지황탕

2) 체질 처방

- 태음인: 간에 쌓인 열을 내리고 비만을 개선하는 처방
- 소음인: 비위 기능과 기혈순환을 개선시키는 처방
- 소양인: 스트레스와 울화를 개선시키는 처방

이러한 다양한 당뇨병 한약처방을 환자의 체질과 증상, 상태에 따라 진료 후 처방하여 췌장의 기능을 회복시키고 증상을 개선시키며 초기 당뇨병의 경우 완치를 목적으로 치료합니다.

3) 당뇨활력단

청담인 한의원 안상원 박사가 25년간의 임상 경험을 토대로 개발한 당뇨병 환자용 한약 처방입니다.

췌장의 정상기능을 살리고, 몸 안의 화기운을 내려주며, 진액을 보충시키는 당뇨병 환자용 통치방으로 환약 형태로 처방

되기에 휴대와 복용이 간편하며 효과적입니다.

당뇨 초기로 진단받은 환자분들에게는 췌장의 기능을 개선하여 당뇨병을 완치할 수 있는 목적으로, 당뇨 중기 이상의 환자들에게는 췌장의 기능이 빠른 속도로 저하되는 형상을 억제하고 당뇨합병증을 예방하는 목적으로 처방이 구성되어 있습니다.

일체의 양약 성분이나 화학성분이 함유되어 있지 않아 인슐린을 공급하는 당뇨약처럼 빠른 혈당강하 현상이 발생하지 않아 저혈당 쇼크의 위험성이 없으며 정기적인 당뇨 봉침 치료와 식이요법, 운동요법, 스마트푸드와 흑마늘 섭취과 더불어 당뇨 활력단을 복용하면 더욱더 효과적입니다.

26 | 한약은 당뇨병 치료에 어떤 작용을 할까?

2형 당뇨병 환자들에게 당뇨병 치료 한약 복용은 매우 효과적인 것으로 판명되었습니다.

전문 한의사의 처방에 의한 당뇨치료용 한약 복용은 혈당수치를 낮추고 당뇨 증상을 관리하고, 당뇨합병증 치료에도 도움이 됩니다.

보통 당뇨병 환자들은 한약 치료 후 3~4주 내에 눈에 띄게 혈당이 저하되며 안정화됩니다.

또한 현재 인슐린 주사를 시술받는 환자들의 경우 한약 동시 치료는 인슐린 사용량을 줄여주고, 인슐린 주사 빈도를 낮추는 효과가 있습니다.

* 당뇨병에 양약, 한약 동시에 복용이 가능할까요?

많은 환자분들이 당뇨약을 복용하시면서 한의원에 내원하게 되면 질문하는 첫 번째가 바로 양약을 복용 중인데 한약을 같이 복용해도 되냐는 것입니다.

결론적으로 말씀드리면 "네"입니다.

마치 학교에서 공부하는 학생이 학교 수업만으로는 성적이 올라가지 않을 때 학원도 다니고, 과외도 받듯이 질병 치료에 한방, 양방이 따로 있을까요? 서로의 장점을 취합하여 여러분의 건강 문제를 해결하는 것이 급선무입니다.

* 당뇨병 한, 양방 동시 치료의 장점
- 초기 당뇨는 당뇨약 복용 시기를 늦출 수 있음
- 혈당 롤러코스터현상 개선
- 당뇨약을 줄이거나 끊을 수 있음
- 전반적인 당뇨 증상 개선
- 당뇨합병증 예방 및 치료

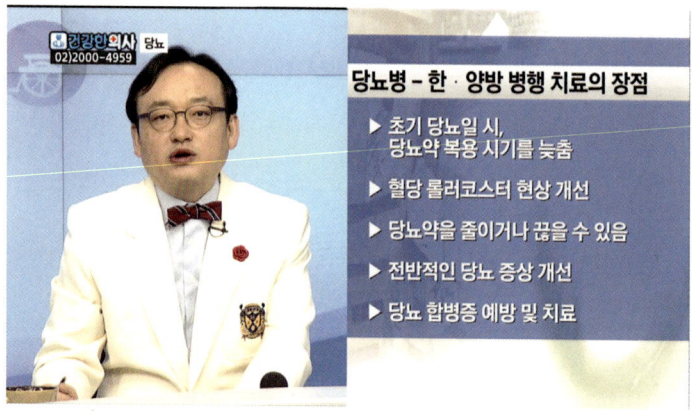

당뇨병 한·양방 병행치료 장점 (출처: 매일경제TV 〈건강한의사〉)

이러한 많은 장점들이 있는데 기피할 필요가 전혀 없는 것입니다.

27 | 당뇨병은 성기능도 저하시킨다?

당뇨병으로 발생되는 많은 질환들 중 삶의 질을 저하시키는 대표적인 증상이 바로 남성 성기능 저하와 여성의 만성 질염입니다.

대표적인 당뇨합병증으로 분류되지는 않으나 당뇨병으로 인한 면역력 저하는 만성 비세균성 전립선염이나 발기력 저하, 발기부전, 성기능 저하의 직접적인 원인이 되며 여성들에게는 만성 질염 재발의 중요한 원인입니다.

이러한 남성 성기능 저하와 여성의 만성 질염 치료에도 한의학적인 치료법이 효과적입니다.

- 한약: 당뇨병 치료 + 성기능 개선
- 봉침 치료: 췌장의 만성 염증 치료, 발기부전, 조루, 전립선 질환에 효과
- 특허출원 한방 연고제: 면역력 강화, 염증 치료, 혈액순환 개선

특히 봉침 치료는

- 남성 발기부전: 심장 박동력을 강화시키고 성기의 혈액순
환을 개선시키며 해면체의 정맥과 동맥의 탄력성을 회복
시켜 발기부전제 복용 없이도 자연 발기력을 강화시킵니다.
또한 남성들의 소변 문제를 괴롭히는 전립선염 질환에는
강력한 소염작용과 면역력 개선 효과를 통해 성기 주변과
회음혈에 봉침을 시술하는 방법으로 좋은 효과를 발휘하
고 있습니다.

- 여성 만성 질염: 과도한 항생제 사용이나 당뇨병으로 인한
면역력 저하로 발생하는 만성 재발성 질염 치료는 현대의
학으로도 난치성에 가까운 실정입니다. 그러나 봉침 치료
를 통하여 염증을 개선시키고 면역력을 증가시키고 혈액순
환 상태를 호전시키면 자주 재발하는 당뇨병성 만성 질염
치료에도 매우 훌륭한 치료방법이 됩니다.

28 | 당뇨병을 극복하는 운동요법의 핵심은?

당뇨병 환자들에게 식이요법과 운동요법은 아무리 강조해도 지나침이 없습니다. 그러나 운동도 어떤 운동들을 얼마나, 어떻게 하느냐가 중요하지 않을까요? 당뇨병 환자들에게 효과적인, 당뇨병을 극복하는 운동방법을 알려드립니다.

1) 걷기운동이 가장 효과적이다?

식사를 하면 혈당이 올라가고, 운동을 하면 혈당이 내려가는 것은 이제 상식입니다. 식사 후 30분쯤 혈당치가 올라가는 시기에 30분~1시간 정도의 가벼운 걷기운동은 위험성을 최소화하면서 혈당을 효과적으로 내리는 매우 훌륭한 당뇨병 극복 운동법입니다.

특히 걷기운동은 당뇨병에 매우 중요한 허벅지 근육을 강화시키며 하체의 혈액순환을 개선시키고 혈액 안의 당분을 소모시키므로 운동 인슐린이라고 말할 수 있습니다.

2) 등산은 피하자?

일반인들에게 등산은 좋은 운동이지만 당뇨병 환자들에게는 다릅니다. 혼자서 등산 시 저혈당 쇼크의 위험도 있으며, 부상의 위험도 따르기 때문입니다. 몸에 상처가 나면 잘 아물지 않고 발 궤양도 발생할 가능성이 있기 때문입니다. 또한 장시간 산행은 발 부위의 혈액순환을 저해하여 족부궤양을 유발할 수도 있습니다.

3) 아침 공복 시 운동은 위험하다?

당뇨병이 심한 환자들의 경우 고혈당보다 무서운 것이 저혈당 쇼크입니다. 아침 공복에 운동은 혈당이 내려간 상태에서의 운동이기에 운동 후 혈당이 더 떨어져 저혈당 쇼크가 올 수 있습니다. 당뇨병이 심한 환자들은 혈당의 변화가 심한데 고혈당보다 더 무서운 것이 저혈당으로 쓰러지는 것입니다.

4) 무리한 운동은 금물?

인슐린 주사제를 사용하는 환자, 당뇨합병증이 있는 환자들은 수영, 마라톤 등 과격한 운동이나 짧은 시간 안에 칼로리 소모가 많은 운동은 금물입니다. 과격한 운동으로 혈당이 급격하게 떨어지면 저혈당 쇼크나 혈당의 롤러코스터현상으로 췌장 기능의 저하를 유발시킬 수 있습니다.

5) 허벅지 근육은 당뇨병에 좋은 치료약이다?

다시 한 번 강조해서 이야기하면 허벅지 근육은 인체 근육 중 가장 포도당 이용을 많이 하는 근육이기에 평상시 허벅지 근육을 강화시키는 운동은 당뇨병 예방과 당뇨병 극복에 매우 중요합니다.

걸어서 계단 오르기, 헬스클럽 이용, 스쿼트 자세, 기마자세 유지, 참장공 등 허벅지 근육을 강화시키는 쉬운 운동법들이 많이 있으니 걷기운동 전후에 반드시 10분 정도는 허벅지 근력 강화운동을 병행하는 것이 효과적입니다.

6) 당뇨병 환자에게는 운동 시 신발도 중요하다?

발 감각이 둔한 당뇨병 환자들은 운동 전에 반드시 운동화를 점검하는 것이 중요합니다. 평소에 발에 혈액순환이 잘 안 되는 상태에서 불편한 신발을 착용하고 장시간 운동을 하는 것은 자칫 당뇨병성 족부궤양을 유발시킬 수 있으며 매우 치명적인 당뇨합병증이 될 수 있기 때문입니다.

29 | 당뇨병은 췌장 이식 수술로 완치된다

　당뇨병의 완치는 당뇨 초기와 당뇨 전단계에서는 식이요법, 운동요법, 한방치료로 가능하며 중등도 이상의 당뇨병인 경우 췌장 이식 수술로 완치가 가능합니다.

　당뇨병의 중등도 이상 상태는 당뇨약을 복용하여도 혈당이 200이 넘거나 인슐린 주사를 맞아야 하는 경우이며 이런 상태라면 당뇨약이나 인슐린 치료를 중단하고 봉침 치료나 식이요법, 스마트푸드 섭취, 흑마늘 섭취 등의 방법만 시행해서는 안 됩니다.

　이미 췌장의 정상기능이 50% 이상 저하된 상태이기에 현대의학적인 치료와 식이요법, 운동요법을 병행하여야 하며 봉침 치료와 한의학적 치료는 당뇨합병증 예방의 효과를 기대할 수 있습니다. 그러므로 중등도 이상의 당뇨 환자분들은 함부로 당뇨약 복용을 중단하거나 인슐린 치료를 중단해서는 안 되며 반드시 현대의학의 도움을 받는 동시에 다른 여러 가지 노력을 기울여야 합니다.

또한 봉침 치료도 봉독이 시상하부-뇌하수체-부신 축을 자극하여 인체에 glucocorticotropic hormone을 증가시키는 작용을 하므로 고단위의 인슐린을 시술받고 있는 당뇨병 환자는 전문 한의사의 진료와 혈당체크를 해가면서 봉침 치료를 받는 것이 필요합니다. 현재로서는 유일한 당뇨병 완치 치료방법은 바로 췌장 이식 수술입니다.

서울 아산병원 한덕종 교수님이 전문가이신데 1992년 국내 최초로 췌장 이식 수술을 시행한 이후 약 300여 명에게 췌장을 이식하였으며 10명 중 9명이 췌장 이식 수술 후 인슐린 주사를 끊고, 합병증도 사라졌으며 당뇨병이 완치되었습니다.

다만 췌장 이식 수술의 경우 수술 후 이식 수술 거부반응을 예방하기 위해 평생 면역억제제를 복용해야 하는 문제점이 있어 주로 1형 당뇨병 환자들이 많이 수술을 받고 있습니다.

「매일경제TV」, 크라우드 펀딩쇼, 스마트푸드디엠 당뇨병 환자용 식품 3,195만 원으로 종료

매일경제TV, 서울크라우드, 스마트푸드디엠이 함께 손을 잡고 당뇨타파 캠페인에 나섰다. 국내 30대 이상 성인 인구 10명 중 3명은 당뇨의 위험을 가지고 있다? 이러한 당뇨는 사회적 문제로까지 대두되고 있는데! 더 이상 남의 이야기가 아닌 당뇨를 해결하기 위해 '스마트푸드디엠'에서 제시하는 한 포 식단!

당뇨를 이겨내기 위해 가장 중요한 건 식습관이지만 건강식을 매끼 고르고 골라먹기 쉽지 않다. 그런 문제를 해결할 수 있는 당뇨에 좋은 영양을 한 포에 담은 당뇨병 환자용 식품을 만나본다.

「매일경제TV」, 스마트푸드디엠의 '건강하고 간편한 아침 20g 한 끼로 당뇨 이겨내기' 프로젝트

6월 15일 매일경제TV에서 스마트푸드디엠 당뇨병 환자용 식품에 대해 크라우드 펀딩쇼를 한 후 148분이 3,195만 원을 모았다. 이는 319.5%로 목표금액인 천만 원을 초과 달성하였다.

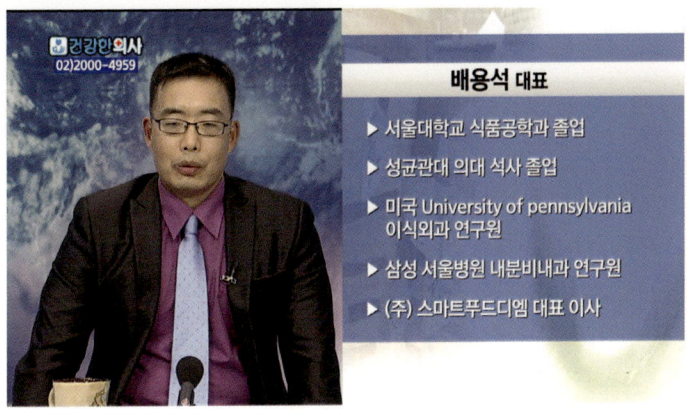

스마트푸드 배용석 대표 (출처: 매일경제TV 〈건강한의사〉)

31 언론에 소개된 남해군 흑마늘(주) 이기락 흑마늘

「매일경제TV」, 남해군 흑마늘(주), 제53회 무역의 날 '국무총리표창' 수상

남해군 흑마늘(주)이 지난 5일 서울 삼성동 코엑스에서 개최된 제53회 무역의 날 기념식에서 국무총리표창을 수상했다고 밝혔다.

정윤호 남해군 흑마늘 회장은 "남해군 흑마늘이 수출을 대폭적으로 늘릴 수 있었던 것은 FTA를 적극 활용했기 때문이다"며 "수출과 매출이 지속적으로 늘고 있는 만큼 제품의 제조와 가공, 판매까지 더욱 심혈을 기울여 고객에 보답하겠다"고 말했다.

남해군 흑마늘 수출 규모는 지난 2014년 16만 달러에서 2015년 21만 4,000달러, 올해는 50만 달러까지 2배 이상 높아질 것으로 전망하고 있다. 매출도 지속적으로 늘어 2014년 11억 원, 2015년 16억 원, 올해는 20억 원을 웃돌 것으로 남해군 흑마늘은 예상하고 있다.

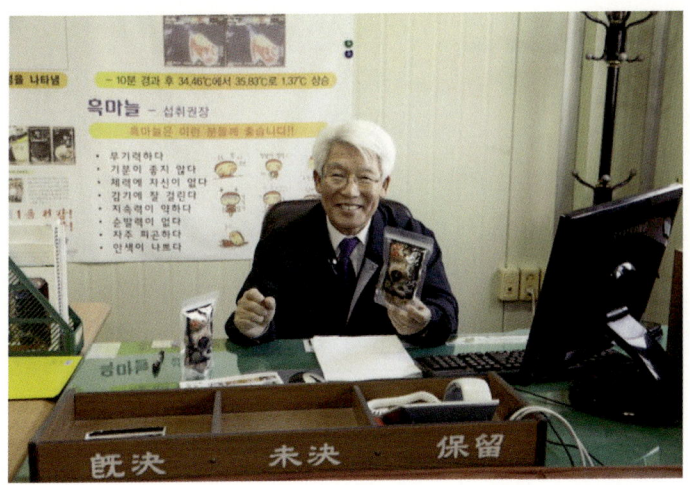

남해군 흑마늘, 이기락 흑마늘 대표이사 정윤호

「경남도민일보」, 흑마늘 업체 중 매출 1위 …… 비법은 산학 연 공동개발

남해군 흑마늘㈜(대표이사 정윤호)은 경남의 대표적인 농산물 가공업체 중 하나다. '마늘의 고장' 남해지역 흑마늘 제조업체 5곳 중 매출과 생산 규모가 가장 크다. 2007년 5월 ㈜덕산식품으로 창립한 이 회사는 2013년 4월 남해군 흑마늘㈜로 법인 이름을 바꿔 오늘에 이르렀다. 쑥 훈증을 이용한 발효숙성 흑마늘 제조 특허를 보유하고, 동의대 블루바이오소재개발센터, (재)남해마늘연구소, (재)홍천메디칼허브연구소 등과 산학연 협약을 체결해 공동 기술 개발과 제품 품질 향상을 꾀한다. 친환경(저농약) 남해 마늘만 100% 쓰며 지역 농가 소득 보장에도 앞장서고 있다. 이 회사 주력 제품인 발효숙성 흑마늘은 쑥 훈증을 이용한 특허 공법으로 편백나무 숙성함에서 한 달간 숙성시킨 순수 자연식품이다. 생마늘의 자극적인 냄새와 맵고 아린 맛은 없애고 대신 쫀득쫀득한 건과일 같은 식감이 특징적이다. 발효·숙성 시 생마늘에 없는 'S-아릴시스틴'이 생성돼 항산화작용을 강화시켜 지용성인 생마늘에서 수용성의 흑마늘로 변해 마늘 유효성분이 몸에 훨씬 잘 흡수하도록 해준다.

발효숙성 흑마늘 제품 형태는 진액부터 알마늘·환·선식·소스·절편·캡슐·초콜릿·흑마늘 꿀·동결건조 마늘 분말까지 다양하다. 특히 첨가제 없이 흑마늘 분말 개발에 성공하면서 수익성 높은 제품군을 확보한 게 최근 매출성장의 핵심 이유다.

이 회사는 2010년과 2011년 수출을 갓 시작하면서부터 국외시장으로 눈을 돌려 일본·중국·싱가포르·타이·베트남 등 각종 국외 전시회에 꾸준히 참가했다. 그런 성과로 2011년 매출 11억 원을 달성하고 2015년부터 본격적인 매출 신장으로 이어졌다. 2015년 매출 14억 6,000여만 원을 달성했고, 2016년 매출 20억 원으로 급증했다. 2015년에는 한-EU와 한-아세안 자유무역협정(FTA)을 활용하려는 활동을 본격화했다.

이런 국외시장 개척 노력은 2015년 전체 매출의 2% 남짓하던 수출액 비중이 지난해 전체 매출의 25%에 이르는 결과로 돌아왔다. 현재 프랑스와 포르투갈, 일본·싱가포르·태국·베트남 등에 수출 중이며 미국 진출을 위해 현지 유통업체를 통한 샘플 제품 전시·판매가 곧 있을 예정이다. 2015년 6월에는 '할랄(HALLA)' 인증을 받아 터키와 중동·인도네시아 등 이슬람국가 진출도 준비해뒀다.

김명진 남해군 흑마늘㈜ 사업개발부장은 "일본의 한 대형 홈쇼핑과 최소 45만 달러 이상 수출 계약을 맺어 이미 1월 한 차례 방송이 나갔다. 1월 매출액을 보면 최소 계약 규모보다 매출이 훨씬 더 나올 것 같다"며 "다른 수출국인 프랑스·포르투갈 등 유럽과 타이·베트남 등 아시아 시장에서 나머지 금액 이상으로 수출할 가능성도 커 올 연말 '100만 불 수출탑'을 받아보겠다"며 환하게 웃었다.

'2016 경남테크노파크 경영대상' 수출진흥상, '수출 유공 국무총리 표창'을 수상하였다.

▋ 저자소개

안상원 박사 ─────────────────────────

청담인 한의원 원장
매일경제TV 〈건강한의사〉 진행자
팟캐스트 〈알더밥(알고 먹으면 더 맛있는 밥상)〉 진행자

한방재활의학 박사
단국대학교 사범대학 부속고등학교 졸업
대전대학교 한의과대학 졸업
중국 상해중의약대학교 부속 서광병원 연수
국립 암센터 최고연구자 과정 수료

배용석 대표 ─────────────────────────

스마트푸드디엠(주) 대표이사
미국 University of pennsylvania 이식외과 연구원
삼성 서울병원 내분비내과 연구원

서울대학교 식품공학과 졸업
성균관대학교 의과대학 석사

당뇨병,
당뇨약으로
낫지 않는다!

초판발행	2017년 3월 31일
초판 3쇄	2020년 2월 10일

지은이	안상원 · 배용석
펴낸이	채종준
펴낸곳	한국학술정보(주)
주 소	경기도 파주시 문발동 파주출판문화정보산업단지 513-5
전 화	031) 908-3181(대표)
팩 스	031) 908-3189
홈페이지	http://ebook.kstudy.com
E-mail	출판사업부 publish@kstudy.com
등 록	제일산-115호(2000.6.19)

ISBN   978-89-268-7892-7 13510